암을 이겨내는 당신에게 보내는 편지

암을 이겨내는
당신에게 보내는 편지

펴낸날 초판 1쇄 2023년 7월 20일 | 초판 2쇄 2023년 11월 20일

지은이 이병욱

펴낸이 임호준
출판 팀장 정영주
책임 편집 조유진 | **편집** 김은정 김경애
디자인 김지혜 | **마케팅** 길보민 정서진
경영지원 박석호 유태호 최단비

인쇄 (주)웰컴피앤피

펴낸곳 비타북스 | **발행처** (주)헬스조선 | **출판등록** 제2-4324호 2006년 1월 12일
주소 서울특별시 중구 세종대로 21길 30 | **전화** (02) 724- 7648 | **팩스** (02) 722-9339
인스타그램 @vitabooks_official | **포스트** post.naver.com/vita_books | **블로그** blog.naver.com/vita_books

ISBN 979-11-5846-399-1 13510

비타북스는 독자 여러분의 책에 대한 아이디어와 원고 투고를 기다리고 있습니다.
책 출간을 원하시는 분은 이메일 vbook@chosun.com으로 간단한 개요와 취지, 연락처 등을 보내주세요.

비타북스 는 건강한 몸과 아름다운 삶을 생각하는 (주)헬스조선의 출판 브랜드입니다.

마음을 수술하는 의사 이병욱 박사의 희망 메시지

암을 이겨내는
당신에게
보내는 편지

글·그림 | 이병욱

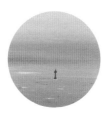

비타북스

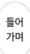

똑같이 암에 걸려도
누구는 살고, 누구는 죽는 이유

안녕하세요. 이병욱입니다.

저는 외과 의사로서 15년, 보완통합의학 의사로서 22년, 총 37년을 암과 대면해온 의사입니다. 메스를 들고 암 덩어리를 잘라내던 시절 재수술률이 '제로'일 만큼, 암 치료에 대한 의지가 아주 강한 의사이기도 했습니다. 오랫동안 공부하고 암 환자를 치료하면서 쌓아온 저만의 이야기가 많습니다. 암에 걸리지 않도록, 암에 걸리더라도 행복하게 살 수 있도록 도와드리려고 이 책을 씁니다.

저는 외과 의사이던 시절, 하루에도 서너 번씩 회진을 돌고 직접 드레싱을 할 정도로 환자를 내 가족처럼 여기고 정성으로 치료했습니다. 그렇지만 암은 너무 강력했습니다. 암을 깨끗이 제거해도 환자에 따라 재발하기도 하고, 결국 극복하지 못하고 돌아가시기도 했지요. 그때부터 같은 암 환자여도 누구는 살고, 누구는 죽는 이유를 고민하기 시작했습니다. 그리고 해답을 찾았습니다.

수술과 항암만으로는 안 됩니다

암을 극복하는 힘을 길러야 합니다. 그 힘은 바로 마음에서 나옵니다. 암을 제거해서 당장 암이 눈에 보이지 않는다고 해도, 마음에 남아 있으면 모든 치료는 물거품이 됩니다. 암은 상황에 따라 수술이나 항암, 방사선 등 의학적 치료를 반드시 받아야 합니다. 하지만 결코 수술, 항암 치료, 방사선 치료만으로 낫지 않습니다. 의학적인 처치로 암이 발생한 부위만 치료한다고 해서 암이 낫는 건 절대 아닙니다.

저는 암을 극복하는 마음의 힘을 기르는 방법을 찾기 위해 미국, 프랑스, 독일, 스위스, 영국, 일본, 캐나다 등 세계의 선진 의료를 공부했습니다. 그 결과, 암은 생활에서 비롯한 병이라는 확신을 얻었습니다. 암을 유발한 잘못된 습관과 생각을 고친다면 암을 반드시 극복할 수 있습니다. 이제는 많은 대형병원에서 의학적 처치와 보완통합의학을 병행하고 있습니다. '마음의 힘을 길러야 한다'라는 걸 알려주는 의학이지요.

암과 동행하는 마음으로

암을 바라보는 관점을 바꾸면 마음의 힘도 잘 기를 수 있습니다. 암은 국소 질환이 아닌 전신 질환이며, 육체적 질병이자 심인성 질환이라는 걸 기억하세요. 암을 퇴치하겠다는 생각에서 벗어나 잃어버린 삶의 질을 되찾는 데 집중하세요. 암에 걸리면 가장 먼저 일상적인 삶의 질이 떨어집니다. 아침에 출근해 동료들과 일하며 수다를 떨고, 저녁에 집으로 돌아와 가족과 화목하게 저녁밥을 먹던 일상이 한순간에 사라집니다. 그리고 환자 취급을 당합니다. 항암 치료 때문에 얼굴은 노랗게 뜨고, 생기와 식욕이 사라지고, 일상의 모든 욕구를 잃어버립니다. 일상적인 욕구를 채워야 암을 감내하며 살아갈 수 있습니다. 살아내기 위해서는 즐거운 수다, 화목한 가정, 맛있는 음식을 반드시 곁에 두세요.

한 달만 살 것이라던 환자가 10년 이상 건강하게 잘 살고, 일주일을 버틸까 걱정했던 환자가 몇 달씩 행복하게 살며 생을 마감하는 모습을 드물지 않게 봤습니다. 이들은 대부분 일상에서 행복을 느끼기 위해 삶을 차근차근 치유해나간 분들입니다. 삶을 치유하다 보면 분명 암을 극복한 자신의 모습을 마주하게 될 것입니다. 하루하루 몸, 마음, 영혼을 돌보는 삶을 사셔야 합니다. 암이랑 동행하는 마음으로 사세요.

암을 진단받고 눈앞이 깜깜한 분들, 암을 한 번 극복했지만 재발해 절망스러운 분들, 그런 환자를 괴롭게 지켜보는 가족들에게 이 책을 바칩니다. 암 치료의 원칙, 고민과 감정을 다스리는 방법, 암을 잊고 사는 방법, 암에 걸린 가족을 돌보는 방법, 맛있게 식사하는 방법, 가족력을 극복하는 방법, 수술 후 생기는 문제를 해결하는 방법 등을 알려드리겠습니다.

암, 꼭 이겨낼 수 있습니다. 왕도는 없어도 정석은 있습니다. 사랑하고 축복합니다.

이병욱 드림

4부 │ **무엇보다 내 몸을 소중히 할 것**

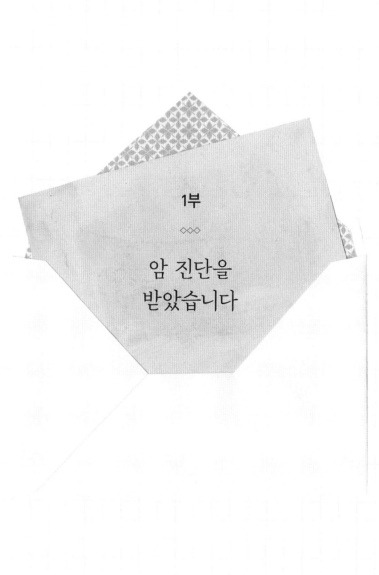

1부

◇◇◇

암 진단을
받았습니다

01

달갑지 않아도 손님,
암을 적당히 달래주세요

많은 분이 암을 무서운 질병이라고만 생각합니다. 하지만 저는 암을 '사랑받지 못한 세포들의 반란'이라고 여깁니다. 암세포를 잘 어르고 달래면 암이 있는 채로도 충분히 행복하게 살 수 있다는 의미입니다.

암, 탐욕이 낳은 결과

우리 몸에는 약 60조 개의 세포가 있는데요, 어떤 계기로 인해 돌연변이가 생기기도 합니다. 보통, 세포는 너무 많이 생성되면 다른 세포들을 위해(우리 몸을 위해) 스스로 죽음을 택합니다. 자연사멸의 길을 걷는 것이지요. 인간의 마음 한 구석에 이타적인 면이 있는 것과 비슷합니다. 그런데 간혹 죽지 않고 증식하는 변이 세포가 있습니다. 이게 바로 암세포입니다.

암세포는 한번 생기면 걷잡기 어려울 정도로 빠르게 늘어납니다. 다른 정상적인 세포로 가야 할 영양분을 모조리 빼앗아 엄청난 속도로 증식합니다. 환자가 암을 견디지 못하고 죽으면 결국 암세포도 죽게 마련인데, '탐욕'을 주체하지 못하고 죽음을 향해 달려가는 어리석은 세포지요. 그 탐욕이 다른 곳으로 옮겨가는 게 전이입니다. 처음 생긴 곳과는 다른 장소에서 증식하는 것입니다.

암이 생겨나는 이유는 암세포의 성향과도 닮아 있습니다. 암癌이라는 글자를 한자로 풀어보면 癌은 病, 品, 山으로 이뤄져 있습니다. '잘못된 입이 산처럼 많이 쌓여 생긴 병'이라는 해석이 가능합니다. '잘못된 입'이 과연 무엇일까요? 첫 번째, 입으로 먹은 나쁜 음식들입니다. 과식, 폭음, 탄 것, 짠 것, 뜨거운 것 등입니다. 두 번째, 불규칙적인 식습관을 말합니다. 세 번째, 나쁜 말들도 여기에 해당합니다. 불평, 불만, 시기, 미움, 질투, 화, 저주 같은 부정적인 감정을 담아낸 말들이 결국 병을 일으킵니다. 탐욕과 무절제, 오만이 암을 부른 겁니다. 암 환자들을 치료하면서 특이한 공통점을 하나 발견했습니다. 암에 걸리기 전 몇 년 사이 감당하기 힘든 안 좋은 일을 경험한 환자들이 많았다는 겁니다. 이런 분들은 분노, 슬픔, 긴장 등 스트레스를 받는 상황에서, 몸속 세포가 견디지 못하고 탐욕적으로 변해 암이 된 게 아닐까 합니다.

변화하는 순간 시작되는 암 치료

암에 걸렸다면 '내 몸을 사랑하지 않고 너무 힘들게 했구나'라는 생각을 먼저 해야 합니다. 지난날을 돌이켜보고 반성하는 순간 암 치료가 시작됩니다. 암 환자는 반드시 마음의 평화를 유지해야 합니다. 이를 위해 'JTP'를 실천하길 권합니다. 기쁨joyful, 감사thankful, 기도pray의 영어 앞글자만을 따온 겁니다. 일상에 기뻐하고, 감사하고, 기도하며 암에 대한 공포를 날려버리세요. 기쁨을 느끼면 우리 몸의 건강한 세포가 힘을 얻습니다. 항암 치료를 받다 보면 면역력이 떨어져서 감기만 걸려도 목숨이 왔다 갔다 하는 위태로운 상황이 발생합니다. 우리 몸의 면역력은 특정 물질을 주입하면 어느 정도 끌어올릴 수 있지만, 궁극적으로 정신과 육체의 건강이 균형을 이뤄야 극대화됩니다. 마음의 평화를 통해 면역력을 기르면 암을 극복하는 데 큰 힘이 됩니다.

탐욕으로 뭉쳐있는 단단한 암세포를 풀어주는 것은 바로 용서와 사랑입니다. 몸에 암세포가 있다는 사실을 인정하고 받아들이세요. 암을 미워하거나 증오하면 또다시 그 부정적인 마음이 암세포를 키우는 꼴이 됩니다. 똑같은 4기 암을 선고받고도 누구는 6개월을 넘기지 못하고, 누구는 3년 뒤에도 잘 사는 모습을 봅니다. 오랜 세월 암 환자들을 지켜보니 암을 이겨낸 사람들에게는 공통점이 있었습니다. 바로 '변화'했다는 겁니다. "그럴 수도 있지요", "그러려니 해야지요"라는 말과 함께 모든 상황을 '허허' 웃으며 받아들입니다. 암에 걸리기 전에는 까다롭거나 엄격하거나 비관적이었을지도 모릅니다. 하지만 자신의 삶을 되돌아보고 반성한 환자들은 이내 여유를 되찾고 배려심을 갖습니다. 그렇게 암에서 살아납니다.

암에 온 힘 쏟지 말아야

부정적인 마음과 함께, 치료에 대한 과욕도 버려야 합니다. 4기쯤 되면 어떤 치료를 하든 '삶을 얼마나 연장시킬까'를 고민합니다. 치료의 목적을 삶의 질이 아닌 수명 연장에 두는 겁니다. 수술, 항암, 방사선 등 죽음으로 치료를 멈춰야 할 때까지 수많은 치료를 지속합니다. 암세포를 죽이는 것도 물론 중요합니다. 하지만 그보다는 '의미 있는 삶을 어떻게 오래 살 것인가'를 고민해야 하지 않을까요?

수술 후 암이 재발한 60대 후반의 담도암 환자가 있었습니다. 복강 내 다른 장기에도 전이된 상태였지요. 그런데 그분은 놀랍게도 10년 넘게 건강히 잘 살고 있습니다. 한 번씩 병원에서 검사를 받기는 하지만 의학적인 수치에 크게 연연하지 않습니다. 환자 스스로가 자신을 건강하다고 여기고, '암 때문에 하지 못할 일은 없다'며 좋은 삶을 누리고 계십니다. 암을 앓고 있다고 해도 삶이 불편하지 않고 일상생활에 지장이 없다면 암을 인정하고 삶의 질을 높이는 데 집중하면 좋겠습니다. 질 높은 삶을 누리면 수명도 자연히 연장되기 때문입니다.

암과 동행하려면 암을 '손님'처럼 대하세요. 세상을 살다 보면 원하든 원하지 않든 공존의 지혜를 깨닫게 되지요. 암은 한 가지 원인에 의해 생기는 질환이 아닌 만큼 해결책도 한 가지일 수 없습니다. 달갑지 않은 손님을 몰아내겠다고 암세포를 공격하기만 하면 치료에 실패할 가능성이 높습니다. 사랑받지 못해 반란을 일으킨 암세포를 죽이기 위해 필사적으로 노력하기보다는 적당히 대접해 달래주세요. 그리고 남은 힘을 자기 삶의 질을 높이는 데 쓰세요. 수술, 항암, 방사선으로 암세포를 공격하기만 하는 게 아니라, 웃음, 음식, 신앙, 운동 등으로 건강한 세포의 힘도 길러주세요.

마음을 바꾸세요. 용서하고 배려하고 사랑하세요. 좋은 음식을 먹고 몸을 움직이세요. 삶의 질을 높이는 행동 하나하나가 암과 행복하게 동행하는 보완통합의학 치료의 첫걸음입니다. 사랑하고 축복합니다.

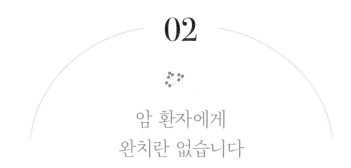

02

암 환자에게
완치란 없습니다

암에 걸리고 5년을 산다는 것이 기적이던 때가 있었습니다. 1990년대 초반까지만 해도 그랬습니다. 암 종류를 불문하고, 5년간 생존하는 확률이 40%에 불과했지요. 그래서 5년이 지나면 '완치'라는 판정을 내리고 기뻐했습니다. 그런데 5년이라는 게 정말 그렇게 큰 의미가 있는 걸까요?

완벽히 나았다고 오해 말아야

서는 '5년 생존율'이란 암마다 예후가 다르다는 점을 무시하고 세운, 획일적인 기준이라고 생각합니다. 조기 판정이 가능한 암도 있지만, 조기 판정이 어려운 암도 있습니다. 어떤 환경에서 어떤 노력을 기울여 생존했느냐가 중요하지, "5년 생존율이 100%다", "10년 이상 생존율이 50%가 넘는다" 따위의 수치는 하나도 중요하지 않습니다. '5년 생존율'이라는 것에 굳이 의미를 두자면 '지금은 암이 없어졌다'는 사실 정도입니다. 이 말은, 암에 걸리기 전과 똑같이 생활하면 암이 또다시 생길 수도 있다는 겁니다. 암에서 완전히 해방되지 않은 것이지요. '완치'라는 말을 '완벽히 나았다'라고 오해해서는 안 됩니다.

간암이 폐로 전이된 말기 암 환자 한 분이 있었습니다. 병원에서 한 달 안에 간을 이식받지 못하면 죽는다는 일종의 사형선고를 받았던 분입니다. 그분은 저와 함께 꾸준히 면역력을 높이기 위해 노력한 끝에 간 이식을 받지 않고도 5년을 더 사셨습니다. 5년을 생존했기 때문에 병원에서는 완치 판정을 내렸습니다. 그분은 아마 누구보다도 기뻤을 것입니다. 완치 판정을 받자마자 그간 고생했던 설움이 복받쳐 올라왔는지, 여행을 가고 해방감을 온몸으로 느끼면서 바쁘게 살았습니다. 정기적으로 병원에 와서 몸 상태를 지켜봤어야 했는데 그러지 않으셨습니다. 그리고 허망하게도, 완치 판정을 받은 지 6개월 만에 돌아가셨다는 소식을 들었습니다.

완치 판정, 결승점 아닌 시작점

암은 완치 판정을 받고 난 후의 관리가 굉장히 중요한 병입니다. 한번 암이 생긴 몸은 암과 친해진 상태여서, 또 다른 암을 부를 수 있습니다. 해방감을 느끼지 마세요. 평생 암과 동거한다고 생각하고 망루에 파수꾼을 세워놓으세요. 그래야 오래오래 건강하게 삽니다. 두바이에 사는 환자 한 분은 1년에 두 번씩 빼먹지 않고 꼭 저를 찾아옵니다. 2009년에 대장암 진단을 받고 수술한 후 항암 치료와 함께 면역 치료를 시작한 분입니다. 두바이에서도 잘 먹고, 잘 쉬고, 적당히 운동하고, 어떤 문제가 생겨도 긍정적으로 생각하며 살고 있다고 합니다. 이분이 지금까지도 건강하게 잘 살고 있는 이유는 여러 가지가 있겠지만, 그중 하나 분명한 건 1년에 두 번씩 삶을 되돌아보는 기회를 가진다는 겁니다. 자신이 왜 암에 걸렸는지를 되새기고, 다시 암에 걸리지 않도록 수비를 철저히 하신다는 겁니다.

완치는 결코 결승점이 아닙니다. 지속적으로 자신의 몸을 돌보기 시작해야 하는 시점입니다. 암에 걸렸는데도 5년을 살아냈다는 건 분명 축하받을 일입니다. 하지만 거기서 끝내면 안 됩니다. 또다시 5년을 어떻게 살 것인지 고민하고, 하루

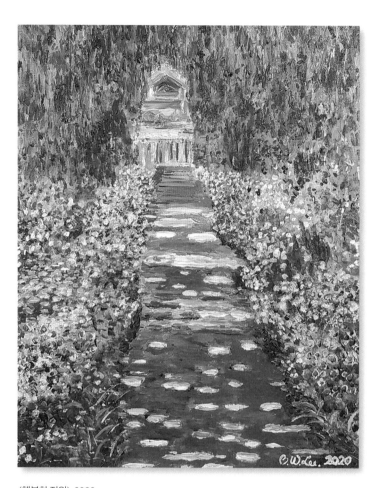

〈행복한 정원〉, 2020

하루 좋은 삶으로 거듭나도록 노력하세요. 이를 위해서는 식사, 운동 등 통합적인 방법으로 면역력을 올리고, 검증되지 않은 것들에 현혹되지 말고, 기쁨, 기도, 감사를 매일 되새기고, 가족 혹은 친구와 함께하고, 잘 웃고 잘 울고, 신앙, 봉사, 취미 생활을 꾸준히 해야 합니다. 아무리 예후가 좋은 암이라도 암은 암입니다. 5년이 지났다고 하더라도 몸을 함부로 대하지 마세요.

암 발견이 평소 자신의 면역력을 떨어뜨리던 삶을 돌아보고 바꾸는 계기가 되길 바랍니다. 사랑하고, 축복합니다.

03

거꾸로
살아봅시다!

"떠나야 할 때를 알고 떠나는 사람의 뒷모습은 아름답다"라는 말이 있습니다. 사람은 누구나 태어나고, 늙고, 아프고, 그리고 죽습니다. 죽음을 무시해서는 안 됩니다. 하지만 그렇다고 종일 그 생각만으로 살 수는 없습니다. 계속 생각한다 해도 우리가 어떻게 그 문제를 해결할 수 있을까요. 인간이라면 누구나 겪게 되는 생로병사는 심오한 자연의 섭리입니다. 건강할 때는 잘 인지하지 못하는 사실이지요.

치료에도 인격이 필요합니다

"지금까지 어떻게 살아오셨는지 한번 돌아보세요."

'무엇을 먹어야 건강해질까?', '어떤 약이 특효약일까?'를 묻기 전에, '내가 어떻게 살아왔을까?', '앞으로 어떻게 살아갈까?'라는 존재론적인 질문을 한번 해보라고 권합니다.

암 판정을 받았다면, 자신이 암에 걸렸다는 사실을 있는 그대로 받아들이는 게 중요합니다. 그러나 대부분은 암에 걸렸다고 하면 '하필이면 왜 내가 암에 걸렸을까? 이럴 수는 없어!' 하며 부정하기에 급급합니다. 발암과 그 원인을 차분히 생각해보고 이유를 찾고 싶다면 더욱더 지금까지의 삶을 되돌아봐야 합니다.

인간에게는 '인격'이 있습니다. 인격은 지식, 마음, 의지, 건강한 몸이라는 네 가지 요소로 이루어집니다. 모든 사람이 죽을병이라고 인식하고 포기하는 암에 걸렸더라도, 치료받는 환자는 인격을 존중받아야 합니다. 인간의 존엄을 훼손하지 않는 치료야말로 성공적인 암 치료입니다.

먼저, 건강이란 무엇이며 왜 건강을 해쳤는지, 건강과 질병과의 관계는 무엇인지 생각해봅시다. 건강은 단지 질병이 없거나 허약한 상태가 아니라 육체적, 정서적, 영적, 사회적으로 안녕한 상태라고 정의를 내릴 수 있습니다. 즉, 우리의 몸이 건강해지려면 이러한 인격적 요소가 서로 균형과 조화를 이뤄야 합니다. 이런 관점에서 보면 병을 단지 육체적으로만 해석하고 치료하려는 태도는 문제가 있어 보입니다.

암 발견을 인생의 터닝포인트로

"암을 삶을 점검하는 계기로 삼으십시오. 지금까지와는 다른 삶을 발견하라는 뜻인지도 모릅니다. 삶을 고쳐야 암을 고칩니다." 저의 조언에 대부분의 환자는 수긍합니다. 만약 예전의 생활 습관이 잘못됐다면 완전히 거꾸로 바꿔야 합니다. 암을 불러들이는 습관에서 암을 내보내는 습관으로 바꿔야 하기 때문입니다. 자신에게 함부로 한 것들을 바로잡아 나가야 합니다.

경쟁적으로 살았다면 경쟁에서 한발 물러나 상생하는 태도를 갖춰야 합니다. 충분한 휴식을 취하지 않고 자주 과로했다면 푹 쉬어야 합니다. 끼니를 대충 때우고 살았다면 제대로 된 식사를 해야 합니다. 너무 바쁘게 살아서 운동을 전혀 하지 않았다면 지금부터라도 열심히 운동을 해야 합니다. 혹시 미워하는 사람이 있다면 용서하고 사랑하려고 노력해야 합니다.

"너무 각박하게 살았다면 이제 좀 느슨하게, 느슨하게 살았다면 시간 계획을 짜서 좀 더 계획성 있게 살아보시길 바랍니다." 이 말을 들은 환자들 대부분은 '과연 거꾸로 살 수 있을까?' 하고 반신반의하곤 합니다. 하지만 모든 일은 해보지 않고는 알 수 없지요.

암과의 싸움을 위한 첫 번째 마음가짐

제 환자 중에 고등학교 교사가 있었습니다. 교안을 마련하기 위해 밤을 새워야 직성이 풀릴 정도로 언제나 완벽주의자로 살아왔다고 했습니다. 이분은 지금 그대로 투병한다면 약을 정해진 시각에 먹기 위해 종일 시계만 들여다보며 살 것 같았습니다. 식사도 식단을 짜서 정해진 양만큼 먹기 위해 하루에 몇 번씩이나 마트를 들락거릴 수도 있었습니다. 그래서 저는 이분에게 지나치게 계획적으로 살지 말라고 조언했습니다.

반면 다른 환자는 너무 계획성 없는 삶을 살고 있었습니다. 밤에 잠을 안 자고, 일도 놀아서 하는 등 생활이 불규칙했습니다. 이분에게는 반대로 매사에 계획을 잘 세워 생활해보라고 권했습니다. 이런 환자는 약도 정해진 시각에 먹지 않고, 심지어 하루 이틀씩 건너뛰기도 합니다. 이런 식으로 투병 생활을 해서는 좋은 결과를 기대할 수 없습니다.

지금까지와 다르게 거꾸로 살아보는 일은 환자가 암과의 싸움을 시작하기 전 가져야 할 첫 마음가짐입니다. 그러기 위해서는 성격을 바꾸고, 습관을 개선하는 등 뼈를 깎는 노력을 해야 할지도 모릅니다. 하지만 분명한 것은 이제까지와 다른 생활을 한번 해봄으로써 삶의 균형을 찾아갈 수 있고, 이게 투병 생활에 도움이 될 거라는 사실입니다.

거꾸로 살기! 더 행복한 자신을 만나고 암을 극복한 자신과 만나는 길입니다. 사랑하고 축복합니다.

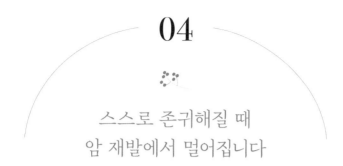

04

스스로 존귀해질 때
암 재발에서 멀어집니다

암 환자가 어렵고 힘든 치료를 겪어낸 후 다소 건강을 회복하고 일상생활이 어느 정도 가능해진다면, 그다음에 최고로 바라는 것은 암이 재발하지 않는 것입니다. 만약 누군가가 "재발을 막는 데는 이거 하나만 하면 됩니다"라거나 "이것만 먹으면 걱정 없습니다"라고 한다면 의심하세요.

암 재발 막는 방법은 '마음'

암 재발을 막을 비법이나 특효약은 지금까지 결코 없었고 앞으로도 없을 가능성이 큽니다. 재발 방지를 위한 왕도는 없습니다. 다만, 정석은 있습니다. 모든 치료는 길게, 넓게, 깊게 접근해야 합니다. 치료를 총체적으로 실천해나가야 합니다. 재발을 방지하기 위해서 의학적 치료, 면역 치료, 식이·영양 요법, 운동, 여행, 가족 치료, 봉사 요법, 예술 요법 등을 실천해나가길 권합니다. 더불어 '나는 예외'라는 사실을 항상 기억하세요. 치료에 제일 중요한 요소입니다.

'나는 살 수 있다', '나는 이겨낼 수 있다', '나는 암을 극복할 수 있다', '암은 낫는 병이다', '신의 영역에서 암은 못 고칠 병이 아니다'라고 마음에 새기세요. 하늘의 영역에서는 암이나 감기나 별반 차이가 없다고 여기는 것이 중요합니다. 이런 마음가짐을 바탕으로 치료 방향을 선택한다면, 혹 암이 재발했다 하더라도 극복할 수 있습니다.

투병 과정 자체가 행복해야

'나는 낫는다, 극복할 수 있다' 생각하면 낫는 쪽으로 선순환이 생깁니다. 반대로 암 재발이 두렵고 걱정돼서 불안하고 극복하기 힘들겠다고 생각하면 악순환의 고리가 생겨 치료가 어려워집니다. 그래서 가장 먼저 해야 하는 일이 선순환을 선택하는 일입니다. 만약 암을 죽이기 위해 환자 본인이

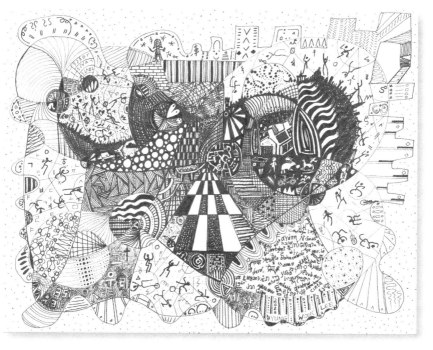

〈우리가 사는 행복한 세상〉, 2020

죽을 때까지 항암제를 쓰겠다고 결정한다면 이는 잘못된 선택일 수 있습니다. 삶의 질이 높아야 여생을 더욱 행복하게 보내고 긍정적인 치료를 해나갈 수 있습니다. 언젠가는 나을 것이라는 생각으로 지금의 고통을 그저 감수만 하는 상황이라면 좋은 치료가 아닙니다. 투병 과정이 행복해야 한다는 것도 치료 방향을 결정할 때 중요하게 고려해야 할 부분입니다. 하루하루의 행복한 선택이 결국 암의 극복, 재발 방지라는 행복한 삶으로 인도할 것입니다.

우리 병원에서 암 치료를 할 때는 '행복한 암 치료'라고 이야기합니다. 지금 힘들고 고통스럽고 어렵고 지긋지긋하고 '이러다 죽겠구나'라고 생각하게 만드는 치료는 잘못된 선택입니다. 고통을 무작정 참는 선택을 한 후에 암을 극복하는 환자를 많이 보지 못했습니다. 암 치료는 장기전이기 때문에 인내하는 것도 필요하지만, 무엇보다도 매일 행복해야 잘 이겨낼 수 있다는 점을 기억해야 합니다.

좋은 마음과 좋은 습관을

심리학의 아버지 윌리엄 제임스의 명언 중에 이런 말이 있습니다. "생각이 바뀌면 행동이 바뀌고, 행동이 바뀌면 습관이 바뀌고, 습관이 바뀌면 인격이 바뀌고, 인격이 바뀌면 운명이 달라진다." 우리의 생각과 마음이 변해야 행동과 습관을 변화시킬 수 있습니다. 그렇게 해야 운명이 달라질 수 있다는 말입니다. 긍정적인 마음으로 좋은 음식을 먹고 잘 자고 운동하세요. 그동안 좋은 습관을 만들지 못했다면, 앞으로 만들면 됩니다. 암을 불러들이는 나쁜 습관에서 암을 나가게 하는 좋은 습관이 몸에 배도록 만들어가야 합니다. 진심으로 재발하지 않고 암에서 자유롭게 오래 살고 싶으신가요? 그렇다면 살기로 결단하고 습관을 바꾸세요.

죽음 앞에서 하지 못할 게 뭐가 있을까요? 마음만 굳게 먹으면 못할 건 아무것도 없습니다. 내가 불행한 사람이라고 생각하며 살아왔다면 지금부터는 '나는 행복한 사람이다', '나는 하늘의 복을 받은 사람이다', '존귀한 사람이다'라는 생각을 가지세요. 마음의 습관을 변화시킬 때 암 재발에서도 멀어질 수 있습니다.

인내로 좋은 생각과 습관을 갖춘다면, 여러분은 재발을 이겨낸 환자이자, 참사랑을 아는 성숙하고 건강한 사람으로 거듭나 있을 것입니다. 사랑하고 축복합니다.

05

가족력이 있어도
암에 안 걸리는 사람

흔히 암은 가족력이 있다고 말합니다. 가족이라면 같은 식습관과 생활 습관, 스트레스와 유전자를 공유하기에 암 환자의 가족은 암에 걸릴 가능성이 있습니다.

미리 걱정하지 마세요

지인 중 한 분은 아버지를 제외한 집안 여러 어른이 암으로 돌아가셨다고 했습니다. 할아버지는 위암, 삼촌은 후두암, 5촌 아저씨는 대장암과 췌장암으로, 어린 시절 제사를 지내러 오시던 일가 모두 암으로 돌아가셨다는 겁니다. 그분의 사형제 중 한 명도 암에 걸렸습니다. 그래서인지 그분은 20대부터 암보험을 세 개나 들어놓았고, 현재 강이 보이는 곳에서 전원생활을 하며 건강한 삶을 살려고 꾸준히 노력 중입니다. 그럼에도 마음 한편에 늘 암에 대한 걱정과 불안을 갖고 있습니다.

우리나라 국민 세 명 중 한 명은 암이나 암과 관련된 합병증으로 죽습니다. 제 지인처럼 암에 걸릴 수 있는 인자가 다른 사람보다 많은 사람도 있습니다. 그렇다 하더라도 미리 암을 걱정하는 것은 어리석은 생각입니다. 설령 모든 친척이 암에 걸려 돌아가셨다 하더라도 아버지만은 천수를 누리셨다면, 아버지의 암을 이겨내는 좋은 습관이 나쁜 유전적 소인을 누른 것이라 봐야겠지요. 충분히 이길 수 있습니다. 가족이나 가까운 일가 중 암 환자가 많다면 더욱 건강한 습관을 가지려고 노력하고, 정기적으로 검진을 받으며 암이 발생하지 않게 나름대로 대비하면 됩니다.

다산과 같은 마음가짐으로

암에 걸릴 것 같은 환경에서도 암에 걸리지 않는 사람들은 얼마든지 있습니다. 다산 정약용 선생님은 억울하게 귀양

살이를 한 18년 동안 형제들이 다 죽고 조카들도 죽고 후손들이 관직에 나갈 길도 막혔다는 소식을 접했지만, 백성들을 위해 《목민심서》를 쓰셨습니다. 조선시대에 귀양을 갔다는 것은 언제 죽을지 모르는 처지라는, 곧 사약이 오면 죽는다는 뜻입니다. 그렇기에 다산은 늘 죽음을 전제하면서 사셨을 겁니다. 하루를 천년처럼, 시간을 아끼면서요.

다산은 나라에 대한 사랑과 애민정신으로 분노와 억울함 같은 부정적인 감정을 이겨냈을 겁니다. 극심한 스트레스를 받았겠지만 그것을 이겨낼 만한 정신적인 강건함이 있었던 겁니다.

암에 얽매이지 말고, 내가 왜 태어나서 살고 있는지 삶의 의미를 생각하고, 나도 누군가를 위해 열심히 노력하며 살겠다고 다짐하면 좋겠습니다. 그게 암을 피하는 길일 겁니다. 암에 대한 너무 많은 정보는 암을 대비하게 하는 것이 아니라, 오히려 막연한 공포를 키울 수 있습니다. 올바른 생활 습관으로 면역력을 높일 수 있고, 면역력을 높임으로써 암에 대비할 수 있습니다. 설령 암이 온다고 하더라도 '암쯤이야 이겨낼 수 있다'라고 선언하고 싸워나간다면 우리가 이길 수 없는 적은 아닙니다.

몸과 정신이 균형 잡혀 있고 조화로울 때 우리 삶은 생기

넘치며 아름다워집니다. 삶이 아름다우면 우리 몸은 더 건강해집니다. 오늘 하루를 건강하게 잘 보내면, 내일 하루도 건강하게 잘 보낼 것입니다. 일어나지도 않을 일들을 앞당겨서 걱정하지 마세요. 카르페 디엠 Carpe Diem! "지금 이 순간에 충실하라"라는 라틴어로, '현재를 즐겁게 살자'는 뜻입니다. 지금 이 순간이 그 어느 때보다 중요합니다. 사랑하고 축복합니다.

06

암의 종류보다 중요한
'환자의 마음가짐'

암은 진행이 빠른 암과 느린 암이 있습니다. 복막 쪽에 있는 암들은 전반적으로 진행이 빠릅니다. 담도암, 십이지장암, 췌장암 등은 몇 개월에서 1년, 길어도 2년을 채 못 넘길 정도로 진행이 빠른 편입니다. 반면 갑상선암, 유방암, 전립선암은 세포의 성격상 천천히 진행됩니다. 보통 5~10년의 생존율을 보이는데, 관리만 잘하면 10년 이상도 살 수 있습니다. 진행 속도가 빠르지도 느리지도 않고 중간쯤인 암은 신장암, 뇌암 등입니다. 그런데 사실 암의 종류는 치료받는 마음가짐에서 크게 중요한 부분이 아닙니다.

장수하는 사람들에게 배우기

생존율을 나타내는 수치들은 암 투병에 큰 의미가 없습니다. 오히려 중요한 것은 조기에 발견했느냐 못했느냐, 관리를 어떻게 했느냐 등입니다. 이에 따라 결과가 전혀 다르게 나타나기 때문입니다. 가장 좋은 상황은 암을 조기에 발견하는 것이고, 그다음 대책은 암 발견 이후 몸과 마음 관리를 제대로 하는 것입니다.

보통 장수하는 사람들은 낙천적이고, 의심하지 않고, 알게 모르게 산 좋고 물 좋고 공기 좋고 경치 좋은 곳에서 자연환경의 덕을 보고, 평소 건강식을 챙겨 먹고, 가족과 화목하다고 알려져 있죠. 암 투병에 성공하는 이들도 마찬가지입니다. 장수 요소들은 암 투병 환자에게도 그대로 적용됩니다. 암에 걸렸지만 오래 살고 싶다면 이런 요소들을 지키도록 노력해야 합니다. 그중에서도 가장 시급한 것은 성격을 고치는 일입니다. 암으로 힘든 나날을 보내고 있지만, 그럼에도 '나는 행복한 사람'이라고 깨닫는 영적 평안은 의심과 공포를 몰아내고 낙천적인 성격을 만들어줍니다.

긍정적인 마음을 갖고 확신과 감사의 마음으로 최선을 다해 치료받는 것과 늘 불평하고 의심하며 '안 될 것 같다'라는 마음으로 치료를 받는 것은 결과에서 엄청난 차이가 납니다. 치료를 포기하지 않고 계속 받을 수 있으니 감사하고, 먹을 수 있으니 감사하고, 잘 수 있고 쉴 수 있으니 감사하고, 위로를 건네는 가족이 있으니 감사하고, 거동할 수 있으니 감사하고, 운동할 수 있다는 사실에 감사하다 보면 자신도 모르는 새 행복한 마음이 생기고 암을 이겨낼 수 있다는 믿음이 생깁니다. 그 순간, 치유의 역사가 시작됩니다.

두려움보다 낙천적인 마음

환자patient라는 영어 낱말의 어원은 인내patience입니다. 환자는 병을 이겨내기 위해 인내하는 사람이란 뜻이지요. 많은 사람이 암과 치료로 인한 통증에 두려움을 느낍니다. 그러나 적당한 통증을 느끼는 것은 내 몸이 살아있다는 반증이므로, 두려워하지만 말고 낙천적인 마음으로 적극적으로 치료에 임하면 좋겠습니다. 모든 것을 의학에만 맡기고 환자는 아무것도 하지 않으려는 자세는 곤란합니다. 환자 스스로 인내하며 이겨나가려는 의지를 가져야 합니다.

지금 이 순간, 감사하는 마음으로 나아간다면 당신의 몸은 이미 암을 이기고 있는 중입니다. 사랑하고 축복합니다.

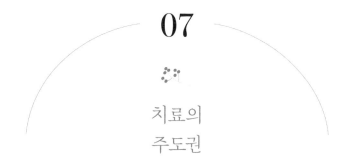

07

치료의 주도권

암 환자는 간혹 타인과 얘기할 때 주눅이 듭니다. 단지 자신이 암 환자라는 이유만으로요. 하지만 암은 결코 죄가 아닙니다.

당당하게 말하세요

원하는 것이 있으면 당당하게 말하고, 당당하게 거절하고, 당당하게 요청하세요. 그리고 당당하게 살아내세요. 암 환자라는 사실만으로 위축될 필요가 전혀 없습니다.

만약 의사의 조언이 내 가슴속, 머릿속에서 잘 그려지지 않고 납득되지 않는다면 그 막연한 치료를 계속해서는 안 됩니다. 그렇게 진행하는 치료는 큰 효과를 기대하기 어렵습니다. 환자는 무엇을 위해 사는지, 살기 위해서 어떤 것까지 할 수 있는지 생각해보고, 바른 희망을 가져야 합니다.

예를 들어 100명 중 99명이 항암 치료를 해야 한다고 하더라도 자신은 항암 치료를 너무 받기 싫다면 무조건 따르기보다는 심각하게 고민하고 주치의와 상의해볼 필요가 있습니다. 만약 의사의 지시대로 성실하게 치료했는데 결과가 좋지 않으면 적잖이 실망하게 됩니다. 그래서 환자는 치료의 주도권이 자신에게 있다고 생각하고, 의사에게 치료의 힘든 부분을 거리낌 없이 이야기하는 것이 중요합니다. 그래야 희망이 생기고 힘을 낼 용기가 꺾이지 않습니다.

중요한 건 꺾이지 않는 마음

간혹 낫기 위한 과정에서 우울한 마음이 올 수 있습니다. 이는 극복해야 할 부분입니다. 예를 들어 유방암 환자가 유방 절제술을 받았을 경우 상실감이 올 수 있습니다. 대장암 환자가 인공항문 수술을 했다면 이 역시 마찬가지겠지요. 대중목욕탕이나 사우나 등 자신의 몸을 사람들 앞에 드러내야 하는 곳에 가기 어려워집니다. 막연한 소외감이 고독감을 불러일으키고 우울한 마음을 갖게 합니다. '어쩌다 내가 이 지경에 이르렀나' 하는 생각이 들기도 합니다. 암 치료를 포기하려는 상황까지도 옵니다. 그렇기에 암과 함께 공존하겠다는 마음가짐으로 잘 살아내겠다는 강한 의지를 매 순간 다져야 합니다.

어떤 환자는 '이런 몸으로 어떻게 사느냐'라고 말하기도 합니다. 하지만 암을 극복했던 대다수의 환자는 그럼에도 봉사하고, 다른 사람을 위로하고, 남아있는 시간을 유용하게 보냈습니다. 이렇게 살아가야 스스로 힘을 받습니다. 새로운 힘이 생깁니다.

제 환자 중에 어떤 환자는 명확한 목표와 의지가 있었습니다. 마치 주문처럼 "딸이 시집갈 때까지는 살았으면 좋겠습니다"라는 말을 자주 했습니다. 저는 그때마다 "그럴 수 있습니다. 암과 공존하는 마음으로 당당하게 살아간다면 얼마든지 극복할 수 있습니다"라고 말씀드렸습니다. 결국 그 환자는 암을 극복하고 딸의 결혼식에 함께했습니다. 예식장의 어머니 자리에 앉았던 감격을 이야기해줄 때는 제 가슴이 먹먹해지기까지 했습니다. 그 환자 분에게는 다음 목표가 생겼습니다. "손주 볼 때까지는 꼭 살고 싶어요."

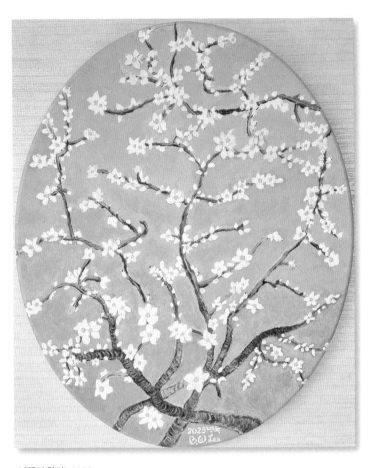

〈봄꽃의 향연〉, 2023

암과 함께 살아갈 용기를 가지면 암이 스스로 물러나는 때가 옵니다. 하늘이 감동할 만큼 살아내서 이웃에게 감동을 주는 복된 통로를 걸으시길 바랍니다. 존재가 감동이 되는 삶, 그 자체가 되기를 바랍니다. 그러면 암은 어느덧 저만치 떠나있을 겁니다. 사랑하고 축복합니다.

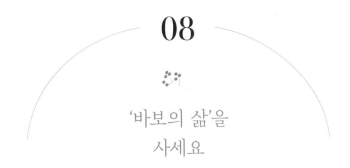

08

'바보의 삶'을 사세요

톨스토이의 단편소설 〈바보 이반〉의 주인공인 이반은 바보입니다. 다른 형제들처럼 권력을 가지거나 똑똑하지도 않습니다. 형들에게 밭을 빼앗기는 모습을 보면 호구도 이런 호구가 없습니다. 그러나 결국 공주와 결혼하는 사람은 남들이 바보라 여기던 그 이반이지요.

이반의 지혜

이반에게는 배움은 없지만 지혜가 있습니다. 그것은 바로 '지는 게 이기는 식'의 지혜입니다. 이반은 당장은 이익이 되지 않는데도 형들의 요구를 늘 흔쾌히 받아들입니다. 하지만 그 선택은 이반을 늘 옳은 쪽으로 인도합니다. 이반은 형들이 자신을 골탕 먹여도 형들에게 재산을 빼앗겨도 웃습니다. 반면, 형들은 이반에게서 늘 무언가를 빼앗아갔음에도 행복하지 않습니다. 톨스토이는 바보처럼 살아야 행복을 얻는다는 것을 말해주고 싶었던 모양입니다.

식물이 잘 자라도록 물을 주고 거름을 주듯 면역력을 높이려면 평소에 이반과 같은 마음으로 살아야 합니다. 매사에 낙천적이며 감사하는 마음을 갖는 것이지요. 성공적으로 투병하는 사람들은 이런 성향을 갖추고 있습니다.

바보처럼 살라니, 이보다 더 어려운 일이 있을까요. 하지만 암에 지배당하지 않으려면 꼭 필요한 지혜입니다. 탐욕스러운 삶, 자신만 아는 이기적인 삶, 의심이 많은 삶을 살지 마세요. 제 환자 중에는 육체가 암에 지배당했을지라도 영혼은 그렇지 않은 분이 많습니다. 반대로 육체는 암에 걸리지 않았지만 정신이 암에 걸린 사람도 있습니다. 매 순간 삶의 의미를 모르고 생명을 소진하는 생활이야말로 최악의 암입니다.

그럼에도 감사합니다

바보처럼, 긍정적으로, 감사하며 살 수 있는 가장 쉬운 방법은 신앙을 갖는 것입니다. 신앙을 통해 지금과는 전혀 다른 세계관으로 세상을 볼 수 있습니다. 암으로 힘들고 어려운 나날을 보내고 있지만 그럼에도 '나는 참 행복한 사람입니다', '이 암으로 내가 배운 것도 많습니다'라고 깨닫는 영적인 평안을 얻는다면 마음 깊은 곳에 숨어있던 의심과 공포를 몰아내고 낙천적인 성격으로 변할 수 있습니다.

긍정적인 마음으로 확신과 감사에 차서 최선을 다해 치료받는 사람과 늘 불평하고 의심하며 안 될 것 같다는 마음으로 치료받는 사람은 결과가 다르겠지요. 저는 그 엄청난 차이를 늘 지켜보고 있습니다. 바보 이반처럼 살고 싶다면 먼저 '그럼에도 감사한' 이유에 대해 스스로 적어보면 좋겠습니다.

치료받을 수 있으니 감사합니다.

그래도 먹을 수 있으니 감사합니다.

고통 없이 휴식할 수 있어 감사합니다.

위로해주는 가족이 있으니 감사합니다.

대소변을 볼 수 있고 거동할 수 있어서 감사합니다.

감사가 많은 사람임을 깨달을 수 있으니 감사합니다.

이렇게 감사의 이유가 하루에 하나씩 늘어난다면 그만큼 삶도 의미 있게 하루씩 연장될 것입니다.

바보는 늘 어떤 환경에서든 행복합니다. 여러분도 바보의 삶을 사시길 바랍니다. 사랑하고 축복합니다.

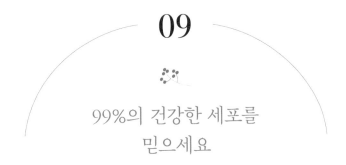

09

99%의 건강한 세포를
믿으세요

인간의 몸을 이루는 세포는 70조~100조 개입니다. 암으로 진단받았다는 것은 암세포를 포함해 1~3%의 돌연변이 세포가 우리 몸에서 자라고 있다는 뜻입니다. 반대로 말하면 나머지 97~99%의 세포는 건강한 세포인 것이지요.

관점 바꾸기

사람들은 암을 진단받으면 그와 동시에 엄청난 스트레스를 받습니다. 가슴이 떨려서 잠을 못 자는 일은 물론이고, 며칠 동안 물 한 방울 입에 대지 못하는 사람도 있습니다. 심하면 이런 상태가 몇 주, 몇 달씩 가기도 합니다. 그 기간 동안 '하필 내가 왜?'라고 분노하거나 '이제는 죽었구나'라며 좌절합니다. 평소 생활에서 그다지 불편함을 느끼지 않던 사람들이 환자로 불리는 순간, 환자가 돼버립니다. 몸에는 아직 97~99%의 건강한 세포가 남아있는데도 말입니다.

암세포가 있더라도 얼마든지 건강한 삶을 살 수 있습니다. 97~99%의 건강한 세포가 몸을 받쳐주기 때문입니다. 암 환자를 가르는 기준은 그저 암 진단을 받았느냐, 아니냐의 차이일 뿐입니다. 진단받지 않은 사람들은 암세포를 지니고도 잘 살아갑니다. 어쩌면 의료가 발달하지 않아 암 진단을 제대로 못 하는 시절에 살았다면, 암인 줄 모른 채 오랜 기간 건강하게 잘 살았을지도 모릅니다.

최선의 전략을 짜는 데 집중할 것

"신에게는 아직 열두 척의 배가 남아있습니다." 임진왜란 때 조정에서조차 수군을 포기하고 이순신 장군에게 권율 장군의 휘하에 들어가라고 하자, 이순신 장군이 남긴 말입니다. 우리는 그의 승리를 기적이라고 말하지만, 기적을 이룬 데에는 그만한 이유가 있었습니다. 이순신 장군은 적의 수적 우위를 무력화했습니다. 그는 명량이라는 좁은 길목으로 적선을 유인하는 전략을 취해 한 번에 맞서 싸울 수 있는 적선의 규모를 여덟 척으로 줄였습니다. 암 진단을 받는 순간 우리에게 필요한 것은 이순신 장군이 보여준 것과 같은 '의지적 선언'과 '전략'입니다.

> 내 몸에는 아직 90% 이상의 건강한 세포가 있고, 암에 대항할 준비도 돼있다.
> 나는 환자가 아니다. 단지 지금 내 몸에 암세포가 조금 있을 뿐이다.

기적을 이룬 환자들은 스스로 암과 싸울 만반의 준비를 했습니다. 건강한 세포들을 잘 관리함으로써 암세포가 더 이상 늘지 않게 막고, 암의 크기를 줄이고, 그런 상태를 몇 년간 유지해 몸에서 아주 밀어내버리기도 했습니다. 보통은 암에 걸린 후 '완치'만을 생각하는데, 암세포를 완벽하게 없앤다는 건 불가능한 일입니다. 건강한 사람에게도 하루에 5,000~1만 개의 암세포가 생겨나는데, 이를 완벽히 막는 게 쉬울 리가 없지요. 이쯤 되면, 암 극복 전략의 초점을 완치가 아니라 다른 데 맞춰야 하지 않을까요?

암과 공존하려면

제가 생각하는 최상의 암 극복 전략은 암과의 공존을 모색하는 것입니다. 암이 있더라도 삶의 질이 좋다면, 암이 있더라도 오래 살 수 있다면 그것만으로도 성공적인 투병입니다. 이를 위해선 암을 의식하지 말고 살아야 합니다. 암에 대해 신중히 생각하되 심각하게는 생각하지 마세요. 추적 관찰을 할 때에도 '암이 커졌네, 작아졌네' 결과에 일희일비하지 마세요. '암을 완전히 없애겠다', '몇 년 안에 암을 완치하겠다' 등의 거창한 목표를 세우지 마세요. 그보다는 하루하루 감사하며 행복하게 사는 게 더 중요합니다. 건강한 세포를 더 건강하게 만드세요. 많이 웃고, 잘 먹고, 편히 주무세요. 그렇게 살다 보면 지혜롭게 투병 생활을 할 수 있을 것입니다.

여러분에게는 99%의 건강한 세포가 있습니다. 힘을 내세요! 사랑하고 축복합니다.

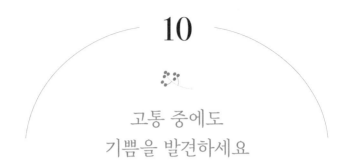

10

고통 중에도
기쁨을 발견하세요

암은 역설적으로 삶의 가장 큰 축복일 수도 있습니다.

환자들에게 이렇게 말하면 두 가지 반응으로 나뉩니다. 빙그레 웃는 사람과 흰자위가 보이게 눈을 치켜뜨는 사람입니다. 전자는 오랫동안 저에게 치료받은 사람이고, 후자는 새로 온 사람인 경우가 대부분입니다.

소중한 것들로 가득 찬 세상

암에 걸리고 나면 일상의 사소한 기쁨들이 얼마나 소중한 것인지 깨닫게 됩니다. 가족과 밥 먹는 것, 아이들의 머리를 빗겨주거나 목욕을 시켜주는 것, 배우자와 함께 반려동물을 데리고 산책 가는 것, 가족과 드라이브를 가는 것, 머리를 감는 것, 양치를 하는 것, 먹고 마시는 것 등 사소한 행동 하나하나가 가지는 의미는 암에 걸리기 전과 후가 전혀 다릅니다.

사람은 좌절 속에서 희망을 발견할 수 있습니다. 암에 걸리더라도 '나는 해낼 수 있다!', '나는 극복할 수 있다!'라고 자신감을 가지고 생을 대하면 모든 것이 다 아름다워 보입니다. 심지어 죽음조차 아름다워 보입니다. 죽음은 현재의 고통을 끊고 요단강 너머에 있는 하늘나라로 가는 관문이기 때문입니다.

이런 이유로, 고통 중에서 발견하는 기쁨이야말로 진정한 기쁨입니다. 항상 기쁨만 있다면 기쁨을 당연하게 여기게 됩니다. 고통이 함께함으로써 기쁨을 발견하게 되는 겁니다. 암에 걸렸으면서도 편안히 웃을 수 있는 사람, 남을 위해 봉사하는 사람이 바로 기쁨의 진정한 의미를 아는 사람입니다.

또 다른 행복한 삶

삶은 죽음이 빌려준 시간일 수 있고, 반대로 죽음은 삶이

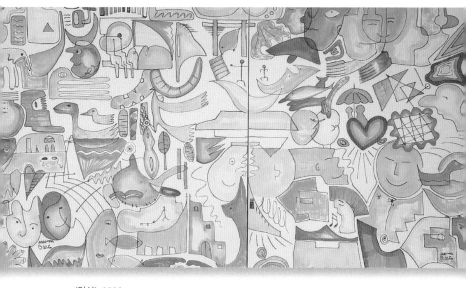

〈일상〉, 2022

빌려준 또 다른 시간일 수 있습니다. 삶과 죽음이 공존하는 인생을 살면서 오히려 암 환자들은 죽음 위주의 인생을 사는 것처럼 느끼기도 합니다. 그러나 죽음과 같은 형편 가운데서도 삶의 기쁨을 발견하고 누리는 사람이야말로 진정 행복한 사람이 아닐까요?

죽음 앞에 힘들지 않은 사람이 어디에 있을까요. 힘든 기분이 들 때는 수필가 윤세영 선생님의 기고 〈일상의 기적〉을 읽어보기를 추천합니다. 살아있음에 감사하게 되고, 고달픈 삶을 음지에서 양지로 끌어낼 힘이 생깁니다.

> 우리는 하늘을 날고 물 위를 걷는 기적을 이루고 싶어 안달하며 무리를 한다. 땅 위를 걷는 것쯤은 당연한 일인 줄 알고 말이다. 사나흘 동안 노인네처럼 파스도 붙여보고 물리치료도 받아보니 알겠다. 타인에게 일어나는 일은 나에게도 일어날 수 있는 일이라는 것을. 크게 걱정하지 말라는 진단이지만 아침에 벌떡 일어나는 일이 감사한 일임을 이번에 또 배웠다.
> ― 윤세영, 〈일상의 기적〉 중에서《동아일보》, 2016. 3. 3)

인생의 가장 큰 축복은 고통 중에 발견하는 기쁨입니다. 하루를 살아도, 10년을 살아도 살아있다는 자체에 감동을 느끼고 기쁨을 느껴봅시다. 이런 은혜로운 인생을 산다면 암을 얼마든지 치유할 수 있고, 재발을 방지하며 행복하게 살 수 있을 겁니다. 진심으로 사랑하고, 축복합니다.

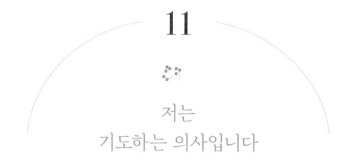

11

저는
기도하는 의사입니다

신앙은 가끔 상식을 초월할 때가 있습니다. 어느 종교를 믿든 벼랑 끝에 섰을 때는 무엇인가를 간구하게 됩니다. 하나밖에 없는 자신의 목숨을 하늘에 맡기면 하늘이 필히 돌봐줄 것이라는 믿음 같은 것이지요. 암 환자를 치료하는 의사에게도 신앙의 힘이 필요합니다.

환자의 마음이 열리는 때

저는 기도하는 의사입니다. 친절한 의사는 조금만 부지런하면 누구나 될 수 있습니다. 하지만 친절한 의사를 넘어 주님의 의사가 되는 건 그보다 더한 노력이 필요합니다. 늘 환자를 위해 손을 잡고 기도드리지만, 저의 힘이 전부가 아니라 하늘이 도와야 회복될 것이라고 믿고 있습니다. 제 환자 중에는 수혈을 거부하는 다른 종교 신자도 있었습니다. 국선도 신봉자, 도를 믿는 교도가 있었고 스님도 몇 분 있었습니다. 저는 이분들과도 모두 손을 잡고, 머리를 맞대고 기도했습니다. 제가 대표로 기도했지만 마음속으로는 아마 각자 자신의 신을 찾았을 겁니다. 어찌되었든 그들은 성공적으로 수술과 투병을 마치고 건강하게 생활하고 있습니다.

의사가 환자를 살려달라고 눈물을 흘리며 기도하면 자포자기했던 환자들도 마음을 열게 됩니다. 그렇게 실낱같은 희망에 매달려 살아나는 기적이 간혹 있었습니다. 세상을 떠나는 분도 계셨지만, 예전과 달리 편안한 마음으로 눈을 감는 분도 보았습니다.

의사를 붙잡아주는 힘

의사도 사람인지라 마음과 정성을 다해 돌보던 환자가 세상을 떠나면 마음이 흔들립니다. 괴로움을 못 이겨 술도 마시고 담배도 피우게 되지요. 의사들의 평균 수명이 그 어떤 직업군보다 짧다는 통계를 보면, 의사들이 얼마나 스트레스를 받는지 여실히 증명됩니다. 평생을 중압감과 싸우다 보니 다른 사람보다 빨리 지칠 때가 있습니다. 특히 수술을 해야 하는 외과 의사들은 하루에도 몇 번씩 삶과 죽음의 현장을 넘나들며 반쯤 죽었다 살아납니다. 이처럼 생과 사를 넘나드는 의사 생활에 익숙해지더라도 죽음 앞에서 흔들리지 않는 의사는 거의 없을 겁니다. 수련의 시절, 환자가 죽으면 많은 수련의가 술과 담배를 찾았습니다. 저는 그럴 때마다 기도에 의지했습니다. 하나님께 모든 걸 맡기겠다는 마음으로 하루 종일 기도하자, 근심과 번민이 사라졌습니다. 죽음 앞에서도 평화가 찾아온 겁니다.

> 부족한 제 힘으로 환자를 고치는 것이 아니라, 우리를 돌보시는 전능하신 주님께서 고치신다고 믿기에, 하늘의 긍휼을 구하는 기도하는 의사가 됩니다. 힘들고 고통받는 암 환자들을 불쌍히 여겨주소서. 이들이 암을 꼭 이겨내게 하옵소서.

  삶이 좋은 것이고 죽음이 나쁘다는 건 인간의 편견일 수 있습니다. 어쩌면 삶과 죽음은 동선의 양면처럼 하나일지 모릅니다. 생사는 하늘의 뜻에 맡기고, 지금 이 순간에는 환자를 위해 최선을 다하자고 생각하곤 합니다. 결과를 하늘에 맡기자, 죽음 앞에서도 흔들리지 않게 되었습니다. 다만, 매 순간 환자에게 충실하면서 주님의 의사로서 의무를 다해야겠다고 다짐했습니다.

여러분도 암을 극복하기 위해 최선을 다하세요. 그리고 마지막엔 기도하세요. 열심히 치료받고 잘 먹고 긍정적으로 생각하고 가족과 화목하게 지내면서, 생사의 결정은 신에게 맡기는 겁니다. 그러면 이전보다 훨씬 평온한 마음으로 암 치료 과정을 잘 이겨낼 겁니다. 기도의 힘을 경험하시길 바랍니다. 사랑하고 축복합니다.

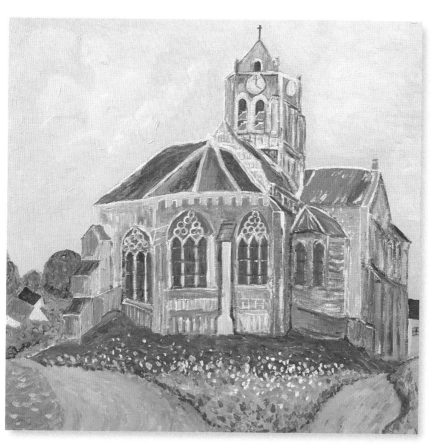

〈고흐의 오베르 교회 오마주〉, 2023

2부

◇◇◇

행복한 투병을 위한
치료 방향

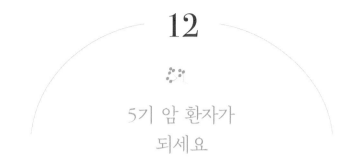

12

5기 암 환자가
되세요

암의 병기는 종양의 크기, 전이 정도, 타 장기로의 원격전이 등을 따져 1~4기로 나뉩니다. 그런데 사람들이 잘 모르는 한 가지가 있습니다. 바로 암 환자에게는 '5기(오기)'가 있다는 것입니다.

강력한 카운터펀치보다 반복되는 잽이 낫다

암을 한 방에 이겨낼 수 있는 약은 없습니다. 권투로 한번 비유해보지요. 가볍게 뻗어서 연속으로 날리는 잽이 처음에는 위력이 없는 것처럼 보여도, 누적되면 카운터펀치를 날리는 것보다 상대에게 더 위협적일 수 있습니다. 암 치료에서도 마찬가지입니다. 암을 이기는 한 가지 특효약은 아직 없지만, 이 자잘한 잽이 바로 5기라고 생각합니다.

5기는 어려운 것들이 아닙니다. 첫째 제대로 먹고 제대로 배출하기, 둘째 제대로 운동하기, 셋째 제대로 마음 다스리기, 넷째 제대로 잠 잘 자기, 다섯째 제대로 호흡하기를 실천하는 겁니다. 이 생활 습관이 강해지면 암은 계속되는 자잘한 펀치에 나가떨어질 수 있습니다. 첫째부터 넷째까지의 실천 사항들, 즉 먹고 배출하고 운동하고 마음을 다스리고 잘자는 것의 중요성은 많은 암 환자 분이 어느 정도 공감을 합니다. 그런데 제대로 호흡하기라니. 이게 암 치료에 왜 중요할까요?

제대로 된 호흡만으로 충분하다

인간은 숨을 쉬어야 살 수 있습니다. 숨을 잘 쉬기 위해선 되도록 깨끗하고 맑은 공기를 마시는 것이 좋겠죠. 산소 포화도가 높은 산을 오르거나, 공원을 산책하거나, 공기정화 식물을 키워서 실내 공기를 깨끗하게 하는 것을 권하는 이유입니다.

현재 전 세계적으로 미세먼지, 자동차 배기가스로 인한 대기오염이 심각한데요, 오염된 공기는 DNA를 손상시킬 수 있습니다. 예를 들어, 과거 굴뚝 청소부에게 방광암이 많았다는 보고는 굴뚝 매연 속에 있는 코발트, 카드뮴, 니켈, 구리 등이 암을 유발했다는 증거입니다. 그래서 암 환자들은 보통 사람보다도 더 깨끗한 공기를 마셔야 하는 겁니다.

한 번씩 나무가 많은 깊은 산속을 등산하는 것도 좋습니다. 하지만 일상에서 제대로 된 호흡을 하는 것만으로도 우리가 지킬 수 있는 것들이 많습니다. 허파꽈리까지 산소를 공급한다는 느낌으로 깊게 숨을 쉬세요. 기분 나쁜 감정을 실어 보내고, 기분 좋은 감정을 실어 온다는 느낌이면 더 좋습니다. 혹시 투병하는 중에 감정이 흔들려서 화가 나거나, 분하거나, 우울해지거나, 미움이 생길 때는 긴 호흡으로 마음을 가라앉히세요. 산소를 충분히 들이마시면 정신뿐 아니라 신체도 긍정적인 영향을 받습니다. 산소가 충분하지 않을 때 혈액은 알칼리성으로 변하면서 혈관을 수축시켜 두통을 비롯한 여러 문제를 유발합니다. 그러니 제대로 호흡하세요.

사람들은 암에 대한 선입견을 가지고 있습니다. '암은 잘 낫지 않고 꼭 고통이 온다, 결국 죽게 된다, 암은 병기에 따라서 생존율이 정해진다, 초기 암은 예후가 좋고 말기로 갈수록 예후가 나빠진다'라고 생각하는 경우가 많습니다. 하지만 오기를 갖고 5기를 실천한다면 극복하지 못할 암은 없을 겁니다. 사랑하고 축복합니다.

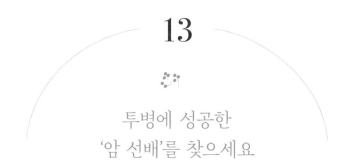

13

투병에 성공한
'암 선배'를 찾으세요

암 진단을 받고 가장 먼저 해야 할 일 중 하나는 정보를 수집하는 것입니다. 투병은 순간순간 선택의 연속입니다. 어떤 것을 먹을지, 치료를 계속 받을지, 병원을 옮길지, 추가 처치를 받을지 등 환자가 선택해야 하는 것들이 아주 많습니다. 이 선택을 어떻게 하면 현명하게 할 수 있을까요?

경험담은 살아있는 정보통

암 투병의 성공 유무는 투병 과정에서 얼마나 좋은 선택을 하느냐와 밀접한 관련이 있습니다. 시간이 많이 있는 것도 아닌데다 치료 부작용 역시 만만치 않기 때문에 시행착오를 최소한으로 줄여야 합니다. 그래서 투병에 성공한 사람들의 경험담이 큰 도움이 됩니다. 이런 의사가 좋은 의사다, 어느 병원의 아무개가 수술을 잘한다, 어떤 치료를 했더니 부작용이 이러저러하더라 등 모든 경험담이 살아있는 정보인 셈입니다.

암에 대한 정보는 한편으로는 너무 많고, 또 한편으로는 너무 적습니다. 쓸데없는 정보는 넘쳐나고, 환자의 눈높이에 맞춰 유용한 정보를 전달하는 코디네이터는 드뭅니다. 저는 암을 치료하는 의사가 이러한 코디네이터 역할을 해주어야 한다고 생각합니다. 환자나 보호자 입장에서는 최대한 많은 자료를 구하고 명쾌한 조언을 듣고 싶어합니다. 하지만 불행하게도 우리나라에서는 현실적으로 조언을 해주는 의사가 드뭅니다. 투병에 성공한 선배를 찾으라는 이유입니다.

의사가 답해주지 못하는 것들

투병을 성공적으로 한 사람들은 투병 과정에서 익힌 노하우가 있습니다. 이들은 의사들이 명쾌하게 말해주지 못하는 것을 경험에 비추어 말해줄 수 있습니다. 더욱이 성공한 사람의 존재 자체가 투병하는 데 큰 용기를 줍니다. 어찌됐든 살아남았고, 그렇기 때문에 그를 따라만 하면 나을 수 있겠구나 하는 희망을 얻을 수가 있습니다. 희망은 의지를 불타오르게 하고 의지대로 실천하게 해줍니다. 따라 할 만한 롤 모델을 정해놓으면 확신을 가지고 투병 생활을 해나갈 수 있습니다. 간혹 그런 롤 모델을 책으로 만날 수가 있는데, 가급적이면 실제로 만나기를 권합니다. 책에서는 못 다하는 말이 있고 공론화할 수 없는 것들이 있기 때문입니다.

예컨대 투병하면서 홍삼 삶은 물을 매일 마셨다고 할 때, 그것이 암에 효과가 있는지 없는지 명쾌하게 말할 수 있는 의사는 없습니다. 저 같은 경우는 환자가 물어오면 "큰 기대는 하지 말고 먹어보고 좋은 것 같으면 계속 드세요"라는 정도로 조언을 합니다. 그것을 일반화하지는 못하지요. 투병에 성공한 선배는 자신의 경험을 다른 환자에게 솔직하고 가감 없이 말할 수 있고, 환자들은 나름대로 판단해서 따라 할 수 있습니다.

투병에 성공한 사람들은 공통점이 있습니다. 이들을 많이 만나 보면 이 공통점을 깨닫게 됩니다. 투병에 성공한 사람 대부분은 투병하는 동안 철저하게 자기관리를 합니다. 운동을 하고, 좋은 음식을 먹고, 치료를 열심히 받고, 긍정적으로 사고합니다. 이들에게 조언을 얻으면 시행착오를 줄일 수 있습니다. 투병 과정에서 중요한 것과 중요하지 않은 것을 빠른 시간 안에 구별할 수 있게 되지요.

거짓 정보에 유의할 것

원칙에 기반해 암 투병 선배들의 경험을 충분히 들으세요. 경험이야말로 암 환자에게 실제 필요한 정보입니다. 다만, 한 가지 유념할 게 있습니다. 반드시 믿을 만한 경험자를 찾아가야 한다는 겁니다. 약을 팔 목적이나 다른 목적으로 일부러 거짓 정보를 흘리는 사람도 있게 마련입니다. 이들을 경계하고, 병원이나 환우 모임 등에서 신뢰할 수 있는 선배를 찾으세요. 여러 명의 조언을 듣고 자신에게 도움이 되는 정보를 골라 실천하면 됩니다. 암 투병 선배들의 경험을 취합해 주치의에게 한 번 더 검증을 받는 것도 좋은 방법입니다.

그들도 이겨냈습니다. 여러분도 꼭 이겨낼 것입니다. 사랑하고 축복합니다.

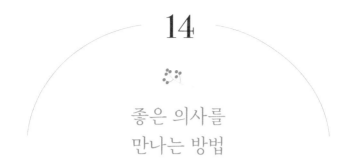

14

좋은 의사를
만나는 방법

환자와 이야기하다 보면 의사에 대한 이런저런 불만을 듣게 됩니다. 덕분에 저는 의도치 않게 어떤 병원의 아무개 의사는 이렇게 하고, 또 어떤 병원의 아무개 의사는 저렇게 한다는 등 다른 병원의 의사 평가까지 두루 꿰게 되었습니다. 하나밖에 없는 목숨을 담보로 투병하는 것이니만큼 환자와 보호자는 의사에 대해 예민할 수밖에 없습니다.

아무 의사나 선택하지 마세요

암 치료를 잘 받기 위해서는 좋은 의사를 만나야 합니다.

만약 수술을 해야 한다면 그 분야에서 최고의 의사를 수소문해 찾는 게 좋겠지요. 하지만 대부분 좋은 의사들은 예약이 밀려 있습니다. 그렇다면 차선으로 다른 의사를 찾는 등 대안을 마련해야 합니다.

수술은 중요합니다. 환자마다 상황이 모두 다르기 때문에 개복한 다음 순간적으로 빠른 판단을 내릴 수 있는 의사라야 합니다. 수술 테크닉도 무시할 수 없는 요소입니다. 수술을 잘못할 경우 후유증이나 부작용을 심하게 겪고, 심지어 재수술해야 하는 경우도 생깁니다.

약물 치료를 한다고 해도 마찬가지로 그 분야에서 최고인 의사를 찾아가야 합니다. 경과를 추적하면서 약물의 작용 속도를 조절해야 하기 때문에, 경험이 많고 세심한 의사에게 치료를 맡기는 게 좋습니다. 좋은 의사를 찾아가는 것만 해도 투병의 30% 이상은 성공한 셈이라고 볼 수 있습니다. 이것은 부인할 수 없는 현실입니다.

의사들이 인정하는 의사

좋은 의사를 찾으려면 우선 의사들에게 수소문해보는 게 좋습니다. 일반인들이 아무리 유명하고 좋은 의사라고 믿고

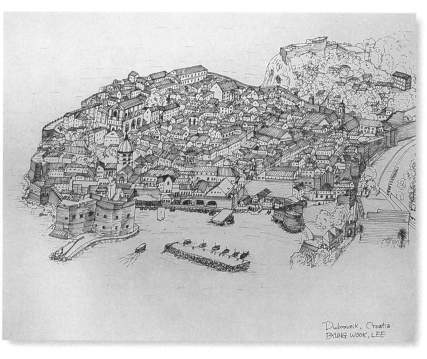

Dubrovnik, Croatia
BYUNG WOOK, LEE

〈행복한 항구〉, 2019

있어도 실제로는 그렇지 않은 경우가 많기 때문이지요.

좋은 의사란, 의사들이 인정하는 의사입니다. 의사들은 인정에 인색하지만 마음속으로는 어떤 의사가 실력 있는지 알고 있습니다. 누가 어떤 수술을 잘한다는 테크닉에 관한 것뿐 아니라, 누구의 환자가 경과가 좋다는 것까지 현장에서 직접 부대끼다 보면 모를 수가 없습니다. 그리고 의사들은 공부하고 끊임없이 연구하는 의사를 인정하는 편입니다. 의사들이 인정하는 의사가 누구인지 환자 입장에서 알기란 쉽지 않습니다. 환자들은 진료실에서 의사의 태도로 이를 가늠해볼 수는 있는데요, 다음을 살펴보세요.

환자의 말을 잘 들어주는 의사

환자를 섬기는 의사, 환자들의 말을 잘 들어주는 의사는 좋은 의사입니다. 환자가 말할 때 차트나 들여다보고 환자가 묻는 질문에 마지못해 몇 마디 대답해주는 의사는 결코 좋은 의사가 아닙니다. 세상 만물에 옥석이 섞여있듯 사명감이 있는 의사와 그렇지 않은 의사가 있습니다. 그중에서 진짜 옥을 고를 수 있어야 합니다.

또 환자의 눈높이에서 환자가 궁금해하는 것을 성심성의

껏 잘 설명해주는 친절한 의사인지도 확인해보세요. 의사들도 평소 환자에게 정확하게 의사 전달을 하기 위해 어느 정도의 표현력을 길러두어야 합니다. 자신의 머릿속에 있는 걸 꺼내어 충분히 설명하려면 표현하는 기술도 필요하기 때문입니다.

부지런한 의사를 찾는 것도 좋습니다. 자기 환자에게 유독 헌신적인 의사들이 있습니다. 간호사나 의료진들 사이에서 환자를 잘 챙기는 의사는 익히 소문이 나있습니다.

마지막으로, 환자를 위해 기도하는 의사를 찾아야 합니다. 수술하기 전날 환자를 위해 기도해주는 의사와 수술 전날 술을 마시는 의사는 환자를 대하는 기본 태도 자체가 다릅니다. 따뜻한 조언과 용기와 격려를 아끼지 않는 의사는 환자의 투병 의지를 북돋우게 마련입니다.

의사, 환자, 보호자의 합

의사라면 자기 환자를 끝까지 책임지는 자세가 무엇보다 중요합니다. 투병이 시작되면 의사, 환자, 보호자는 서로 발을 묶고 2인 3각 경기를 하는 것처럼 완치를 향해 함께 전진하는 관계가 됩니다. 이 세 명의 화합과 균형이 중요한데, 그중에서 의사가 나 몰라라 하면 환자와 보호자는 절망하게 됩니다.

반대로 의사도 사람이기 때문에 환자 역시 좋은 환자가 되어야 합니다. 어떤 환자가 좋은 환자일까요? 의사를 격려해주는 환자가 있습니다. 환자 중에 "오늘은 피곤해 보이세요. 웃으세요"라며 따뜻한 인사를 건네는 분이 계셨습니다. 육체적으로 고단할 때 그런 위로를 받으면 의사로서 큰 힘을 얻습니다. 가끔은 진료실 밖으로 밀어내고 싶을 정도로 얄미운 환자를 만나기도 합니다. 팔짱을 낀 채 '네가 뭘 알겠느냐' 하는 것처럼 따지듯 묻는 환자가 있습니다. 이들은 꼭 의사의 실력이 어느 정도인지 시험하려고만 합니다.

의사와 환자도 인간 대 인간의 만남입니다. 의사는 신이 아니므로 전적으로 인간의 허물을 용서하지 못합니다. 환자가 따지려 들고 믿지 않으려 하면 의사도 환자를 피하게 됩니다. 반대로 의사를 완전히 신뢰하고 기대면 의사들도 더욱 책임감을 느끼게 됩니다.

환자 입장에서는 좋은 의사를 찾는 것도 중요하지만, 의사를 먼저 신뢰해서 좋은 결과를 만들어내는 것도 중요합니다. 사랑하고 축복합니다.

15

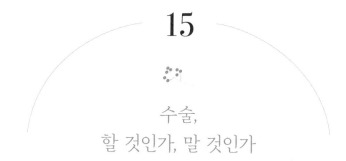

수술,
할 것인가, 말 것인가

수천 건의 수술을 하면서 재수술한 경우가 딱 한 번 있었습니다. 애초에 제가 반대한 수술이었지요. 체력도 약하고 몸무게가 40kg도 채 되지 않는 75세의 할아버지 환자였습니다. 저는 그 정도 상황이면 하늘에 목숨을 맡겨야 한다고 생각했습니다.

당신 아버지라도 그렇게 말할 수 있겠습니까?

— 물론입니다. 제 아버지라면 더 자신 있게 말할 수 있습니다.

"수술하면 환자가 너무 힘들 겁니다"

　수술해서 1년을 더 사는 것과 수술하지 않고 반년을 사는 것, 그리고 오래 사는 것과 질 높은 삶을 사는 것은 분명히 다릅니다. 단순히 오래 사는 것은 아무런 의미가 없습니다. 건강을 잘 관리하면 100세까지도 살 수 있지만, 아직은 75~85세가 평균 수명입니다. 그래서 노인 환자를 수술할 때는 더 신중해야 합니다. 특히 75세부터는 더욱 신중을 기하는 편입니다.

　　수술하면 환자가 너무 힘들 겁니다.
　　— 그래도 여한이 안 남도록 수술해주세요.

　당시 환자의 상태는 무척이나 좋지 않았습니다. 몸무게가 30kg 후반으로 너무 쇠약해서 수술할 수 없는 지경이었습니다. 하지만 아들들은 수술대 위에서 돌아가시더라도 여한이 없도록 수술을 해달라고 졸랐습니다. 제가 수술해주지 않으면 다른 병원에 가서라도 수술할 거라는 보호자들의 말에 할 수 없이 저는 수술하기로 결정했습니다. 어차피 할 수술이라면 제가 직접 하는 게 나을 성싶었기 때문입니다.

수술을 하면 환자의 상태가 어떤지 한눈에 드러납니다. 개복해보니 탄력이 떨어진 장기들이 보였습니다. 이러면 수술 후에 유착이 잘 일어나고, 상처도 더디 아뭅니다. 겨우 봉합은 했지만 터질 가능성이 농후해 문합부(수술 때 절제 후 이은 부분)에 누공(장기와 몸 표면 또는 두 장기 사이에 생긴 비정상적 통로)이 생길 수도 있었습니다. 우려는 현실로 나타났습니다. 수술 첫날부터 많은 분비물을 쏟아내더니 급기야 이상 징후가 나타났습니다. 재수술한 다음에도 그분은 한 달이나 더 입원해야만 했습니다.

수술 결정의 판단 기준

수술이 능사가 아니라고 아무리 보호자를 말려도 꿈쩍 않는 경우가 왕왕 있습니다. 하지만 수술을 받을지 말지는 반드시 보호자가 아닌 환자의 입장에서 신중하게 고민하고 선택해야 합니다. 수술하면 2년을 살고, 수술하지 않으면 1년을 산다고 가정했을 때 고려해야 할 건 수술 후 삶의 질입니다. 단순히 몇 달을 더 사는 게 의미 있는 일인지, 환자에게 좋은 결정인지 고민해야 합니다. 수술 후에 더 힘들거나 아파할 것 같으면 안 하는 편이 낫습니다.

앞의 보호자들처럼 수술을 결정할 때의 판단 기준이 결코 보호자들의 '여한'이 되어서도 안 됩니다. 수술은 인체의 균형을 인위적으로 완전히 깨어버리는 의료 행위이므로 그로 인한 실보다 득이 클 때 시행합니다. 수술은 생각처럼 간단하지 않습니다. 마법도 아닙니다. 건강한 상태의 일반인에게도 힘든 일입니다. 체력적으로나 정신적으로 힘든 암 환자에게는 수술 후유증을 감내하는 게 쉬운 일이 아니라는 것을 알아야 합니다.

주치의가 수술이 꼭 필요하다고 판단한 게 아닌 상황에서, 최우선 선택으로 수술을 고려하시면 안 됩니다. 모든 수술 앞에서 신중한 태도를 기하는 건, 환자의 생존과 삶의 질 관점에서 결코 과한 것이 아니라는 걸 기억하시길 바랍니다. 사랑하고 축복합니다.

16

항암 치료를
관리하세요

의사는 분명 어떤 경우든 환자의 상태가 어떻게 변하고 있는지 시시각각 살피고 그에 따라 빠르고 정확하게 판단을 내려야 하지요. 그러나 대부분은 치료 시스템에 의존합니다. 환자를 시스템에 맞추는 셈이지요. 그러다 보니 부작용이 만만찮은 겁니다.

백혈병을 이겨낸 아이

환자 중에 백혈병에 걸린 일곱 살짜리 남자아이가 있었습니다. 아이의 아버지는 유명한 로펌의 변호사로, 아들을 살리기 위해 백방으로 수소문하고 다녔습니다. 모 재벌 그룹의 전 회장이 암 치료를 했다는 미국 엠디앤더슨 암 센터를 비롯해서, 몇 군데서 자문을 구하는 상황이었습니다. 그러던 와중에 의사인 친구의 소개를 받고 저를 찾아왔습니다.

그 아이의 경우 어떤 식으로 치료가 진행될 것인지 충분히 설명해주었습니다. 그는 반신반의하면서도 제가 추천하는 방법으로 아들의 치료를 시작했습니다. 아이는 당장 약물 치료를 하기 위해 국내 병원에 입원했지요. 그쪽에서 자료를 주면 그것을 바탕으로 저는 약물의 양이나 치료의 속도를 조절했습니다.

이 과정에서 보호자의 역할이 컸습니다. 병원의 치료 일정에 전적으로 맡기기보다 저의 조언을 믿고 약과 치료 횟수를 조절하는 역할을 한 것입니다. 아이의 면역력이나 체력이 떨어진 상황에서는 약물 치료를 보류하고 면역력을 증강시키는 치료법을 병행했습니다.

백혈병의 경우 완화되었다고 하더라도 2년간 지켜보며 재발을 막아야 합니다. 그 아이는 2년간의 치료를 다 끝내고 무사히 초등학교도 입학했습니다. 다른 아이와 마찬가지로 학교에 가고, 친구들과 같이 뛰어놀고, 밥도 먹습니다. 겉모습을 보면 백혈병 치료를 받은 아이 같지 않습니다. 아이가 건

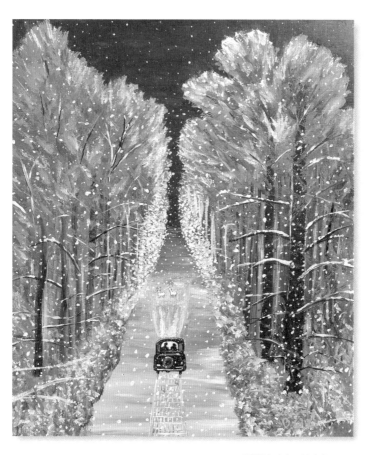

〈천천히 가면 보입니다〉, 2023

강하게 자라는 것만으로도 고마운 나머지, 부모와 선생님은 공부를 면제해주었습니다. 덕분에 그 아이는 공부도 숙제도 안 하는 '특별한 학생'이 되었지요.

이 아이는 함께 약물 치료를 받았던 여러 아이 중에서 다행스럽게도 암을 이겨내고 정상적인 생활을 하게 된 경우입니다. 하지만 안타깝게도 많은 아이가 치료를 받느라 고생만 하다 하늘나라로 갔습니다. 너무 많은 양의 항암제 치료에 아이들이 견디지 못한 것은 아니었는지 모르겠습니다.

항암 치료에도 허점은 있다

현재 우리가 적용하고 있는 암 치료는 미국의 임상 자료에 기초한 일종의 가이드라인을 따르는 치료입니다. '이 정도의 나이에, 이런 종류의 암, 이 정도의 단계에서는 이러한 약을 쓰고, 이러한 수술이나 화학적 치료를 했다'라는 경험인 셈입니다. 미국은 인구도 많고 의료 선진국이다 보니 그만큼 방대한 자료를 갖출 수 있었고, 그래서 이만 한 가이드도 없다는 결론을 내린 것입니다.

대부분의 나라에서 많은 의사가 이 가이드를 따릅니다. 우리나라의 임상에서도 이 자료를 기준으로 환자의 상태를 보아가며 치료를 하지요. 마찬가지로 저 역시 의학 교과서에서 배운 대로 수술해왔습니다. 화학 요법의 경우 암 환자는 28일 단위로 일정이 짜입니다. 1일부터 28일째 날까지 들어가는 약의 양, 약의 종류 등이 미리 나옵니다. 한 가지 약만 쓰는 게 아니라 종합적으로 처방되지요. 암세포를 죽이는 약, 암세포를 죽이는 약의 부작용을 막는 약 등이 일정에 따라 투여됩니다.

투약 후에는 반드시 혈액 검사 등을 해서 약이 몸에 어느 정도 반응했는지 검사합니다. 아침에 검사하면 저녁때쯤 검사 결과가 나옵니다. 그리고 바로 다음 날 그 결과가 반영돼 그날의 일정이 진행됩니다. 검사 결과, 부작용이 심하거나 환자의 상태가 나쁘면 그다음 일정 중 하나가 취소되기도 합니다. 언뜻 보면 아주 과학적으로 치료가 진행되는 것 같습니다. 그런데 간과하는 부분도 있습니다.

첫째, 동양인과 서양인은 다르다는 것입니다. 같은 나이 집단의 같은 단계 암이라 하더라도 환자마다 약을 받아들이는 정도가 다른데, 하물며 동양인과 서양인의 차이는 어떻겠습니까. 처음에 약을 쓰는 강도는 중요합니다. 환자의 특성을 고려하지 않고 처음부터 약을 너무 세게 쓰면 그 다음에는 더 세게 써야 하기 때문입니다. 또한 쓰던 약이 더 이상 들지 않게 될 때 다른 항암제로 갈아타는 방식으로 처방하기 때문에 최초의 처방이 중요합니다. 항암 치료가 무시무시하다고 표현하는 까닭은 약물 투여의 강도가 점점 세지고, 이 과정이 반복되기 때문입니다.

둘째, 검사 결과가 너무 늦게 적용된다는 것입니다. 아침 일찍 피를 뽑아 검사하면 오전에 결과가 나옵니다. 담당 의사가 그 결과를 보고 빨리 판단을 내리면 충분히 당일 치료에 반영할 수 있습니다. 그러나 검사 결과를 반영하지 않은 채 그날 치의 치료가 끝날 수 있습니다. 검사 결과는 그 뒷날 반영되는 셈이지요. 그런데 뒷날은 이미 전날의 치료로 검사 수치가 또 다르게 나옵니다.

'하루 차이가 뭐 그리 클까'라고 생각하면 오산입니다. 워낙 부작용이 큰 약들을 사용하기 때문에 어떤 약은 한 달에 두 번, 일주일에 한 번, 사흘에 한 번 이런 식으로 일정이 짜입니다. 따라서 그날의 검사 결과가 그날 바로 반영돼야 합니다. 특히나 혈액암 환자나 어린아이처럼 약을 쓰기가 조심스러운 경우에는 더더욱 제때 반영돼야 합니다.

대부분 병원은 이렇게 잘하고 있습니다. 문제는 잘 되지 않는 병원도 있다는 것입니다. 그렇기 때문에 암 치료를 받을 때는 믿을 만한 병원인지 아닌지 잘 조사해보는 것도 매우 중요합니다. 검사 결과가 그때그때 반영되지 못하고 있을 땐 보호자가 적극적으로 알아보고 상황을 개선하려는 노력도 필요하다는 걸 잊지 마세요! 사랑하고 축복합니다.

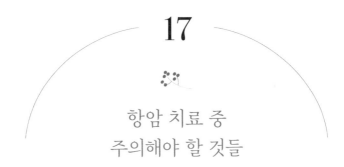

17

항암 치료 중
주의해야 할 것들

항암제 치료는 분명 암을 치료하는 효과적인 방법 중 하나입니다. 하지만 항암제를 맹신했다가 환자가 힘들어지는 경우도 있습니다. 항암 치료의 이면에 대해 정확히 알아야 하는 이유입니다.

항암 치료의 어려움

항암 치료는 받으면 정말 힘이 듭니다. 환자의 체력과 기력이 따라주는지, 면역력이 유지되는지를 면밀하게 살피는 것이 중요합니다. 즉, 삶의 질과 수명 연장을 저해하지 않는지 잘 살펴야 한다는 말입니다.

저는 암 환자들이 항암 치료로 너무 힘들어 탈진하거나 심지어 치료 중에 돌아가시는 경우도 많이 보았습니다. 안타까운 일이 아닐 수 없습니다. 완치됐다는 진단을 듣고 싶은 것이 모든 암 환자의 바람입니다. 오래오래 행복하게 살고 싶어 항암 치료를 받았는데, 그 과정에서 돌아가셨다는 것은 잘못된 선택이었다는 증거일 수도 있습니다.

물론 항암 치료는 원래 힘들기 때문에 환자가 어느 정도 견뎌야 하는 것은 사실입니다. 그렇지만 견디다 못해 죽음의 문턱까지 왔다면 중단하는 게 맞습니다. 선택의 기로에서 물론 검사 수치를 세심하게 따져봐야겠지만, 무엇보다 환자 자신이 한계를 느끼는지의 여부가 중요합니다. 환자가 자신의 몸을 누구보다 잘 압니다.

환자 입장에서 '이 치료를 받다가 죽을 것 같아', '너무 힘들어서 아무것도 못 하겠어', '내가 죽으면 죽었지, 이 치료는 더 받을 자신이 없어'라는 생각까지 든다면 항암 치료를 멈추는 게 낫습니다. 이와 같은 이상 신호를 무시하면 고스란히 피해를 보는 사람은 환자 자신입니다.

면역력을 다 떨어뜨려놓은 상태에서 예선처럼 회복시키는 것은, 면역력을 원래 상태에서 더 높이는 것보다 몇 배 더 어렵

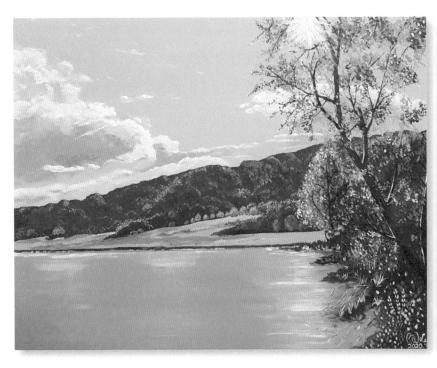

〈강가에서 보낸 행복한 오후〉, 2020

고 힘이 듭니다. A군의 항암제가 듣지 않으면 B군으로 바꾸고, B군에 내성이 생겨서 잘 듣지 않으면 C군의 항암제로 바꾸는 항암제 돌려막기가 능사는 아닙니다. 항암제를 무분별하게 사용하면 체력도 면역도 다 떨어지는 것은 분명한 일입니다. 항암 치료는 건강한 세포에도 타격을 주기 때문입니다.

또한 항암제는 잘 듣는 암이 따로 있습니다. 혈액암, 즉 백혈병이나 악성 림프종과 같은 암들은 항암제가 잘 듣습니다. 할 수만 있다면 이런 암들은 기력과 체력을 잘 유지하면서 항암 치료를 견디면 좋은 결과를 얻을 수 있을 겁니다.

항암제에 대하여

항암제는 크게 3세대로 나뉩니다. 항암제 1세대는 마치 공습하듯 세포를 공격합니다. 2세대는 미사일 쏘듯 타깃을 정해서 공격하지요. 3세대는 면역항암제로, 항암제의 부작용을 줄인 약제입니다. 그대로 부작용을 견뎌낼 수도 있지만, 항암 치료와 더불어 면역 치료를 함께한다면 항암제의 부작용을 어느 정도는 더 잘 견딜 수 있습니다. 면역 치료를 병행한 덕에 삶의 질을 유지하고 수명이 연장되는 환자를 많이 보았습니다.

항암제는 대부분 서양인의 키와 체중을 기준으로 투여합니다. 그래서 왜소하고 약한 사람들에게는 양이 많을 수 있습니다. 신체가 잘 발달한 요즘 젊은 사람들과 달리, 연세가 있는 환자에게는 과한 처방이 될 수 있다는 것을 무시하지 말아야 합니다. 항암제에 잘 견디는 사람들이 있는가 하면, 잘 이겨낼 것 같은데 예상외로 못 견디는 사람도 있습니다. 의사 입장에서는, 어렵겠지만 환자가 잘 이겨낼 수 있을 정도의 적정한 용량을 찾는 것도 실력입니다. 환자가 지치면 길게 항암 치료를 받는 것 자체가 쉽지 않기 때문입니다.

환자도 의사도 항암 치료를 신중하게 시행해야 합니다. 항암 치료의 효과를 보여주는 검사 수치뿐 아니라 항암 치료를 받고 겪는 환자의 주관적 어려움도 고려해야 합니다. 너무 힘들지 않게, 항암제의 효과를 충분히 누리면서 치료를 잘 마치시기를 바랍니다. 사랑하고 축복합니다.

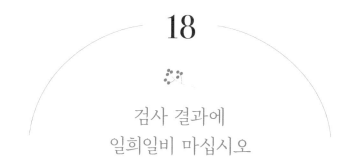

18

검사 결과에
일희일비 마십시오

암과 잘 동행하는 중인가요? 암 환자가 수술, 항암 치료, 방사선 치료를 받다 보면 꼭 따라오는 것들이 있습니다. 바로 각종 검사의 수치입니다. 이 수치들을 얼마나 믿고 있는지요.

검사는 치료에 도움을 주는 도구일 뿐

암 환자들은 2~3개월, 6개월, 1년에 한 번씩 검사를 받습니다. 사람에 따라서는 이 검사 자체를 큰 스트레스로 느끼기도 합니다. 검사 며칠 전부터 초긴장 상태에 들어가 혹시나

전이됐으면 어쩌나 근심합니다. 의사로서 이런 환자들의 마음을 잘 이해합니다. 하지만 검사에 너무 큰 의미를 두지 않으면 좋겠습니다. 결과에 일희일비하다 보면 검사 때마다 너무 힘이 듭니다. 검사는 단지 검사일 뿐입니다. 결코 치료가 아닙니다. 치료를 위한 계획을 세우고, 참고가 되는 자료를 수집해 지난번 검사와 비교하기 위한 것입니다. 치료 과정에 도움을 주는 도구일 뿐이지요.

데이터상의 수치에 그렇게 큰 의미를 부여할 필요가 없습니다. 수치와 실제 사이에는 언제나 차이가 존재합니다. 백혈구 수치의 경우, 항암 치료를 거듭 받으면서 제대로 힘을 발휘할 수 없게 된 백혈구들까지 반영되기도 합니다. 백혈구의 개수가 몇 개인지만 계산하지, 백혈구의 질은 염두에 두지 않는다는 의미입니다. 촉과 감이 수치보다 더 정확할 때가 있습니다. 그러므로 안 좋은 수치가 나왔다고 좌절하거나, 좋은 수치가 나왔다고 느슨해지는 것은 좋지 않습니다. 검사 수치와 관계없이 투병 의지는 변함없어야 합니다. 검사 결과를 들었을 때에도 절대 스트레스 받지 마세요. 이 힘든 마음이 스트레스가 되고 재발을 재촉할 수 있습니다.

수치와 싸우지 마세요

암 치료는 결코 수치와의 싸움이 되어서는 안 됩니다. 수치에 너무 연연하면 마음만 지칩니다. 수치가 환자의 정확한 상황을 대변하는 건 아니며, 암 투병은 수치를 교정하는 것이 아니라 몸을 교정하는 것이라는 걸 알아야 합니다. 그럼에도 검사에 대한 스트레스가 심하다면 혼자 걱정하지 말고 주치의와 꼭 상의하길 바랍니다. 너무 부담된다면 당장 검사하지 않고 2~3개월 뒤에 하는 것도 하나의 방법입니다.

암 환자가 투병할 때 가장 큰 힘이 되는 것은 무엇일까요? '나는 예외다', '나는 살 수 있다', '나는 꼭 좋은 결과를 얻을 것이다' 이렇게 생각하고 행동하는 것이라고 저는 생각합니다. 암 투병의 결과 100명 중 99명에서 재발된다 하더라도, 내가 잘 이겨내고 극복한다면 나는 1%에 속하는 '암을 잘 이긴 사람'이 되는 것입니다. '다른 암 환자가 죽는다 하더라도 나는 결단코 살아난다'는 강력한 믿음이 절망의 수렁에 빠진 암 환자들을 건져 올릴 때가 아주 많습니다. 암은 환자 자신이 보호자의 도움을 받아 얼마만큼 노력하느냐에 따라 달라지면서도, 동시에 생명의 문제이므로 어느 정도는 하늘이 도와주어야 살 수 있는 병입니다.

'나는 예외'라는 생각으로

그동안 수많은 위암 수술을 했지만, 똑같은 위암은 한 번도 만나보지 못했습니다. 의학은 해석하기 나름입니다. 재발을 방지하고자 한다면 '나는 예외다'라는 사실을 명심하고 가슴 깊이 새기기를 바랍니다. 그럼에도 만약 재발이 됐다면 현명하게 대처하세요. 예상하지 못했더라도 의료진과 환자와 보호자가 힘을 합쳐 최선을 다하면 얼마든지 시행착오를 만회할 수 있습니다. 그 노력이 고스란히 환자의 긍정적인 예후에 큰 도움을 줄 것입니다.

검사 수치는 특정한 시점에 내 몸에 일어난 현상에 불과합니다. 이 현상에 집착하지 말고 미래를 향해 나아간다는 마음을 갖기를 바랍니다. 인체는 회복되고 좋아지는 방향으로 나아가고 있습니다. 그런데도 걱정하고 불안해하면 인체가 선순환 방향이 아닌 다른 방향으로 나아가게 됩니다.

보호자와 의사의 노력도 필요

보호자 입장에서는 환자가 암 투병을 잘하도록 몇 가지 요령을 익혀두면 좋습니다. 그중 하나가 검사를 적당한 선에서

받도록 조정하는 겁니다. 검사 후에는 환자가 걱정할 만한 말은 듣지 않게끔 미리 차단하는 노력도 필요합니다.

의사도 마찬가지입니다. 검사 결과를 두려워하는 환자들을 위해 좀 더 세심하게 배려해주세요. 차트만 보고 수치를 나열하는 것보다 친절한 마음으로 위로하면서 환자와 대화하길 바랍니다. 특별히 알려야 하는 내용이 아니라면 결과가 조금 안 좋게 나오더라도 용기와 응원을 주는 쪽이 더 좋습니다.

긍정적인 마음을 가지세요. 검사 결과에 너무 연연하지 마세요. 잔잔하고 평온한 마음으로 치료받아야 효과가 극대화됩니다. 사랑하고 축복합니다.

19

원인 모를 기적,
당신에게도 일어납니다

결과가 눈앞에 있어도 원인은 알 수 없는 일들이 많이 일어납니다. 암도 그중 하나입니다. 제 환자 중에 의학 저널에 보고해야 할 정도로 아주 특이한 경우가 있었습니다.

암의 원인?

그는 30대 초반의 이비인후과 의사였습니다. "도대체 암의 기원을 모르겠다고 합니다"라며 자신도 의사지만 갑갑하다는 듯 말했습니다. 이 환자가 저를 처음 찾아온 것은 2005년 3월로, 2004년 11월에 이미 암 수술을 받은 뒤였습니다. 그

후로도 여섯 차례 항암 치료를 받았지만 간에 두 군데 전이가 된 상태였습니다. 간에서 제법 큰 암세포가 발견됐는데 어디서부터 그 암이 시작됐는지, 의사들이 아무리 검사를 해봐도 밝혀내지 못하고 있는 상황이었습니다.

이런 경우는 매우 희귀한 사례입니다. 의사들 입장에서는 막막한 상황이기도 합니다. 어떤 병이든 어디서 진행됐는지를 모르면 치료가 어려워집니다. 그 환자는 치료 방향을 잡지 못한 채로 의사들이 항암제란 항암제는 다 쓰면서 그의 상태를 지켜보는 중이었습니다. 쓸 수 있는 약은 다 쓰는 방법을 택한 것입니다.

저를 찾아왔을 땐 쇠약해질 대로 쇠약해진 상태인 데다 약의 부작용으로 손발이 저리는 증세도 겪고 있었습니다. "3개월 살 거라고 하더군요." 환자 자신이 의사지만, 이렇게 답이 없는 경우에 어떻게 해야 할지 몰라, 자포자기에 빠진 상태였습니다.

그것은 아무도 모르는 일입니다.

환자가 의사인 까닭에 웬만한 긴 다 알고 있었고, 그렇기 때문에 제 말은 환자를 위해 입발림하는 정도로 받아들여질

소지가 있었습니다. 하지만 입발림으로 하는 말이 아니라, 저는 실제로 암을 치료하다 보면 설명할 수 없는 일들이 종종 일어난다는 것을 알고 있었습니다.

설명하기 힘든 결과

감사하게도 환자의 부인이 지극한 정성으로 그를 돌보았습니다. 제 치료를 믿고 누구보다 적극적으로 따라주었습니다. 제대로 걷지도 못하는 남편을 부축해 다니면서 몸에 좋다는 음식은 다 해서 먹였습니다. 늘 기도하고 반드시 살아날 것이라는 믿음을 갖고 있었습니다.

치료를 시작하고 두 달 만에 면역 수치가 오르기 시작했습니다. 3개월을 살 것이라는 말을 들었던 환자는 치료한 지 3개월째 접어들자 일상생활을 하는 데 무리가 없을 정도로 몸이 좋아졌습니다. 치료받던 병원에 가니 의사들도 어떻게 이런 결과가 나왔느냐며 깜짝 놀랐습니다. 그는 석 달 만에 현업에 복귀할 수 있었습니다. 지금은 봉사도 하며 건강하게 지내고 있습니다.

암이 어디서 시작됐는지 밝혀내지 못하듯, 어떤 계기로 암세포가 그 힘을 잃었는지 밝혀내지 못하는 일들이 실제로 일

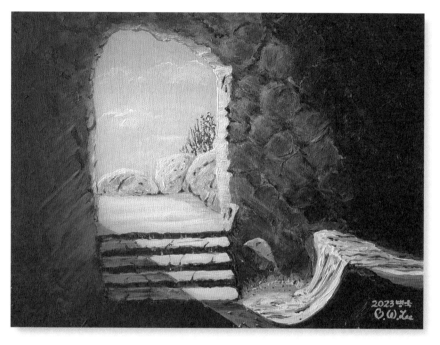

〈부활〉, 2023

어납니다. 마음을 편하게 먹고 '그런 일이 내게도 일어날 것'이라는 믿음을 가지세요. 신앙이 있다면 하늘에 그 일을 맡기고, 주어진 삶을 행복하게 살아가시면 좋겠습니다.

세상에는 이유를 알 수 없는 좋은 결과도 분명 생깁니다! 그런 복된 일이 당신께 찾아오길 기도하겠습니다. 사랑하고 축복합니다.

20

보완통합의학에 대한
오해와 진실

이미 전 세계적으로 보완통합의학 바람이 불고 있습니다. 현대의학은 엄청난 발전을 이루었음에도 암과, 에이즈나 당뇨병과 같은 만성병에 대한 해결책을 내놓지 못하고 있습니다. 어떻게 하면 암과 만성병에서 인간을 회복시켜 더 건강하고 행복하게 할 수 있을까 대안을 고민한 결과가 바로 보완통합의학입니다.

현대의학의 한계를 보완하다

보완통합의학은 기존 의학을 바탕에 두고 있지만, 아이러니하게도 현대의학의 한계를 새로운 출발점으로 삼고 있습니다. 즉, 보완통합의학은 현대의학의 지식을 공유하고 있으며, 결코 현대의학을 부정하지 않는다는 뜻입니다. 암 환자가 보완통합의학 치료를 선택하더라도 그것이 현대의학의 범주를 벗어나지는 않습니다.

보완통합의학 치료는 기존의 의학 치료가 큰 힘을 못 쓰는 3, 4기 환자에게 필요하다고 생각하는 사람이 많습니다. 흔히 치료를 하다하다 안 돼서 선택하는 치료법이라고 생각합니다. 이는 잘못 알려진 정보입니다. 모 재벌 기업의 창업주였던 분이 바로 이런 사례였습니다. 그분의 경우 지인이 2년 전부터 저를 소개했으나, 거의 거동할 수 없는 지경에 이르러서야 저를 만나러 왔습니다. 대학병원에서 1~2주 남았다는 이야기를 들은 후였습니다. 저는 안타까운 마음에 포기하지 않고 최선을 다해 치료했고, 그분은 5개월 정도를 더 버텨냈습니다.

제 환자는 4기가 많습니다. 그것도 재발한 4기 환자들이지요. 다른 곳에서 딱히 더 할 것이 없다고 포기한 환자들입니다. 받을 수 있는 치료가 없기 때문에, 마지막이라는 절박한 심정으로 저를 찾아오는 경우가 대부분입니다. 그러다 보니 당연히 더 이상 손쓸 틈조차 없는 환자도 분명 있습니다. 그런 환자를 볼 때마다 '좀 더 일찍 왔더라면' 하는 안타까운 마음이 들어 가슴이 아픕니다.

말기라 하더라도 놀라운 경과를 보이는 사람도 많습니다. 말기 암 판정을 받자마자 처음부터 제게 가장 먼저 온 환자가 있었습니다. 이런 경우 저는 다른 의사들과 협진해서 환자를 치료합니다. 수술이 필요한 환자는 어디에서 수술하는 게 좋을지 조언해주고, 필요하면 수술 전에 병원에 가서 담당 의사를 만나도록 합니다. 항암 치료가 필요한 경우 역시 마찬가지입니다. 다른 병원에서 먼저 항암 치료를 하도록 하고, 면역력을 증강시키는 치료를 더합니다.

암을 치료하는 가장 좋은 방법

이처럼 암은 치료 초기부터 방향을 잘 잡아야 합니다. 재발하면 그때부터는 의사들도 "좀 어렵습니다"라고 토로합니다. 재발 환자들은 보호자에게는 차마 말하기 어려운 감정들을 느낍니다. 절망의 감정입니다. 그래서 제가 생각하는 '암을 치료하는 가장 좋은 방법'은 암이라고 확진을 받은 순간부터 의학적 치료와 함께 보완통합의학 치료를 병행하는 것입니다.

하지만 우리나라 여건상 다른 병원과의 연계가 쉬운 일은 아닙니다. 저는 경험상 환자가 어떤 치료를 받고 있고, 현재 어떤 상태인지 충분히 알 수 있습니다. 환자의 상태를 봐가며 항암 치료의 속도나 약제의 양을 조절하도록 도와주는데, 이때 환자의 판단이 중요합니다. 담당 의사에게 제가 직접 연락해서 '이 환자의 경우 치료를 이렇게 하면 좋겠다'라고 의견을 나누기도 합니다만, 모든 환자에게 이렇게 할 수는 없기 때문입니다. 환자와 보호자가 두 의사의 견해를 종합적으로 들은 후 스스로 치료 방향을 결정해야 합니다.

제 진료실을 찾는 분들 중에는 기존 치료와 보완통합의학 치료를 함께 받으면 치료비가 두 배로 들지 않을까 걱정하는 분들도 많습니다. 하지만 따져보면 치료비가 더 드는 건 아닙니다. 치료 자체를 빨리 끝낼 수 있으므로 오히려 전체 치료비를 줄일 수 있습니다. 치료가 안 돼 고가의 항암 치료를 한 사이클 더 받는 것보다 비용이 덜 들 수 있습니다. 또한 꼭 필요하지 않은 다른 치료를 줄일 수도 있습니다. 전혀 도움이 되지 않는 건강식품을 구매하는 데 드는 돈으로 적절한 보완통합의학 치료를 받을 수도 있습니다.

병으로부터 인간을 지키는 의술

히포크라테스는 의술을 예술이라고 했습니다. 예술의 궁극적인 목적은 사람을 감동시키는 것, 마음을 움직이는 것입니다. 의료는 궁극적으로 병 그 자체를 보기보다 병에 걸린 환자를 봐야 합니다. 병만 몰아내려고 할 게 아니라, 병에 걸린 인간의 치료를 목적으로 삼아야 한다는 말입니다. 그런 면에서 본다면 보완통합의학이 현대의학보다 예술에 가깝습니다.

의술의 목적은 병을 인간에게서 몰아내는 것이 아니라, 병으로부터 인간을 지키는 데 있습니다. 이는 보완통합의학이 존재하는 이유이기도 합니다.

투병할 때는 작은 차이가 큰 결과의 차이를 가져옵니다. 지금이라도 전인全人적 차원의 치료를 고려해보시길 바랍니다. 사랑하고 축복합니다.

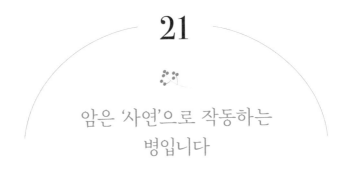

21

암은 '사연'으로 작동하는
병입니다

저는 오래전부터 "암은 스트레스에 의한 심인성 질환입니다", "암은 마음의 병입니다", "암을 치료하면서 심신의학적 측면을 간과해서는 안 됩니다"라고 한결같이 이야기해왔습니다.

심정신면역학, 들어보셨나요?

'심정신면역학'이나 '심정신종양학'이라는 게 있는데요, 어려운 단어이기는 하나 알아둘 필요가 있습니다. 우리 몸이 스트레스를 받으면 면역이 떨어지고, 종양의 발생을 야기한다는 이론을 바탕으로 하는 학문입니다. 제가 이 용어를 사용하던 초창기만 하더라도 많은 의사가 그 내용을 잘 몰랐고, 잘 받아들이지도 않았지만, 지금은 아주 보편적으로 사용하는 용어가 되었습니다.

쉽게 설명해보겠습니다. 마음에 분노가 치밀었을 때 그 감정이 해결되지 않고 남아있다면 계속해서 그 분노의 지배를 받습니다. 그러면 계속해서 기분이 나쁘고, 기분이 나쁘면 다른 생각을 하지 못하고, 다른 생각을 하지 못하면 전신의 대사가 어그러집니다. 그러면 내분비계통 호르몬의 불균형이 초래되고, 음식을 먹어도 소화효소가 제대로 분비되지 않아 소화가 잘되지 않고, 그러다 보니 에너지 흐름이 원활하지 않습니다. 또한 미량원소의 부족은 기초대사의 균형을 깨뜨립니다. 이는 면역 저하를 불러오고 결국 암이 생기기 쉬운 몸 상태를 만듭니다. 모든 것에 연결 고리가 있는 겁니다.

스트레스와 암의 관련성을 간단히 정리하면 다음과 같습니다.

> 스트레스를 받으면……
> - 림프구 감소 → 면역력 감소 → 암 증가
> - 과립구 증가 → 활성 산소 증가 → 산화 물질 축적 → 암 증가, 조직 파괴

- 혈류량 감소 → 세포 내 산소 및 영양 공급 감소 → 노폐물 증가 → 암 증가
- 체내 순환 감소 → 배설 분비량 감소 → 암 증가

암 환자의 정신건강 관리

요즘에는 대학병원에도 암의 진단부터 완치 이후까지 암 환자의 정신건강 관리를 위해 '정신종양클리닉'이라는 과를 만들어 운영하는 곳이 여럿 있습니다. 암의 진단과 치료 과정에는 신체적인 고통뿐 아니라 심리적·사회적 고통이 동반된다는 것을 의학계에서 인정한 것이지요. 정신종양클리닉은 심정신면역학, 심정신종양학과 비슷하다는 인식이 있으며, 처음 암을 진단받았을 때의 심한 충격, 두려움, 그리고 치료 과정과 완치 판정을 받은 이후에 시달릴 수 있는 극심한 스트레스, 피로, 불안, 분노, 우울, 불면 등 다양한 증상을 치유하는 센터입니다.

우리 마음이 평온하고 은혜로움, 감사, 기쁨으로 가득 차 있는 상태가 지속된다면 우리 몸도 균형과 조화를 이룹니다. 이러한 상태는 면역력을 증강시키고, 어떤 암이 발생한다 해도 그것을 물리칠 수 있는 면역세포, NK세포, T세포, B세포

를 활성화할 것입니다. 결국은 마음의 평화를 유지해야 암이 우리의 몸을 지배하지 못하게 되는 겁니다. 마음속 사연을 지우세요. 사랑하고 축복합니다.

22

몸만 고치는 암 치료,
백전백패합니다

저를 찾아오는 환자는 1기부터 4기까지 다양하게 많지만, 그중에서도 대학병원에서 암 진단을 받고 수술, 항암 치료, 방사선 치료 등 할 수 있는 모든 치료를 받고 온 말기 환자들이 많습니다. 그뿐 아니라 암이 재발하면 어떡하나 하는 두려움과 공포에 찾아오는 환자도 있고, 실제로 재발하여 온 환자들도 있습니다. 다니던 병원에서 더는 치료할 방법이 없다는 말을 듣고 찾아오는 환자들도 있습니다. 그런 이들은 대개 항암제에 내성이 생겨 항암제를 여러 차례 바꿔 치료했지만, 치료에 한계를 느끼고 저에게 온 경우입니다.

마음과 면역력의 관계

이렇게 다양한 사정으로 찾아온 환자들에게는 공통점이 있습니다. 바로 '마음의 병'입니다. 암은 국소 질환이 아니라 전신성 질환이고, 면역 질환이자 유전자 수준의 질환입니다. 또한 암은 스트레스에 의한 심인성 질환입니다. 성경에는 "무릇 지킬 만한 것보다 더욱 네 마음을 지켜라. 생명의 근원이 여기서 남이니라"라는 잠언의 말씀이 있는데요, 이렇듯 암은 마음속 암, 즉 정신적인 암을 벗어나지 않으면 절대 낫지 않습니다.

물론 암이라는 질병은 어렵습니다. 왕도가 없습니다. 그렇지만 바둑을 두듯 한 수 한 수 잘 두어나가다 보면 길이 열립니다. '정석'이 있다는 뜻입니다. 건강한 사람은 시행착오를 견딜 만한 범위가 넓습니다. 하지만 암 환자들은 이 범위가 상대적으로 좁습니다. 할 수만 있다면 사소한 시행착오도 겪지 않는 것이 좋겠지만, 피할 수 없다면 시행착오를 이겨내겠다는 다짐을 하는 것이 중요합니다. 그래서 저는 환자들에게 다음과 같이 자기 선언을 하도록 합니다.

나는 낫습니다. 이 정도 병쯤이야 이겨낼 수 있습니다.

나는 결코 환자가 아닙니다. 내 몸에 잠시 연약함이 깃든 것뿐입니다.

나는 다 나을 것입니다. 나는 건강해졌습니다.

나는 행복한 사람입니다. 하늘이여, 감사합니다.

우리의 뇌와 마음은 행복하면 행복하다는 신호를 보내고, 건강하다면 건강하다는 신호를 보내고, 기쁨이 충만하면 기쁘다는 신호를 보냅니다. 생물학적으로 말하자면, 우리 몸에서 도파민, 엔도르핀, 엔케팔린, 세로토닌, 다이돌핀이 많이 분비되는 것입니다. 이런 신경내전달물질을 많이 내보내면 우리 몸의 면역세포가 활성화됩니다. 그러면 하루에 5,000~1만 개, 혹은 그 이상 생긴 암세포를 무력화할 수 있습니다.

어느 환자의 예후가 좋았을까?

비슷한 시기에 두 명의 환자가 저를 찾아온 적이 있습니다. 60대 중반이었던 남자 환자는 폐암 말기로, 이미 암 세포가 몸 여러 군데에 전이돼 한 달을 채 살지 못할 것이라는 선고를 받았다고 했습니다. 비슷한 나이대의 여자 환자도 마찬가지 상황이었습니다. 두 환자는 나이나 예후가 비슷했지만, 성격이나 환경은 전혀 달랐습니다. 남자 환자는 까칠했고 불평과 불만이 많았으며 엄격한 성격으로 주변을 경직시켰습니다. 반면 여자 환자는 가족과 주변에 헌신적이었으며 매사에 감사할 줄 아는 사람이었습니다.

이들은 어떻게 됐을까요? 두 사람의 결과는 정반대가 되었습니다. 남자 환자는 경직된 성격과 생활을 변화시키면서 암에 적응해나갔습니다. 이후 10년이 넘은 지금까지 건강하게 잘 살고 있습니다. 성격과 삶에 대한 태도를 완전히 바꾸었기 때문입니다.

여자 환자는 처음에 암인 줄 모른 채 헌신적인 아들의 도움으로 즐겁게 투병해나갔습니다. 두 사람이 함께 1년 가까이 열심히 투병한 끝에 상태가 호전됐습니다. 아들은 한 달밖에 못 산다던 어머니의 상태가 좋아지자 안심하고 말했습니다. "어머니, 사실 어머니 암이었어요. 지금 많이 좋아지셨어요." 그러나 모친은 암이라는 사실만으로 충격을 받았습니다. 암은 고통스럽고 잘 낫지 않는다고 생각했고, 완치가 안 된다고 낙심했고, 이렇게 살 바에야 고통이 오기 전에 죽는 게 낫다며 스스로 판단한 나머지 극단적인 선택을 하고 말았습니다.

막연히 보기에는 여자 환자 쪽이 더 예후가 좋을 것 같았

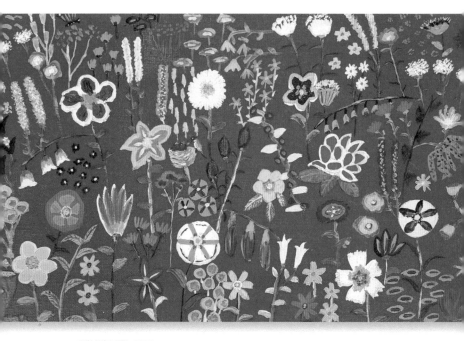

〈행복한 들꽃〉, 2020

는데, 전혀 다른 결과가 생겼습니다. 그 이유는 어디에 있을까요? 저는 환경과 상황을 넘어, 마음을 지키지 못한 탓이라고 생각합니다.

암에서 자유롭기 위해서는 가장 먼저 '내가 암쯤은 이겨낼 수 있다' 하는 믿음과 확신을 굳게 가지는 것이 좋습니다. 신념이 아니라 '신뢰'를 갖는 것입니다. 지금 내 몸속의 암은 과거에도, 지금도 내 몸속의 세포일 뿐입니다. '너, 사랑받기 좋은 세포가 되길 바란다. 혹시 함께하는 게 힘들겠거든 언제든 떠나도 된다'라는 식으로 암을 대하는 것이 중요합니다. 지금 당장 실천해보세요. 마음과 몸이 먼저 반응할 것입니다. 사랑하고 축복합니다.

3부

◇◇◇

건강한 마음과 정신이
나를 살린다

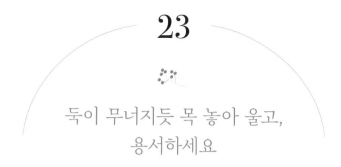

23

둑이 무너지듯 목 놓아 울고,
용서하세요

모든 질병이 그렇듯 암을 극복하기 위해서는 긍정적인 마음을 가져야 합니다. 그러면 어떤 상황에서건 마냥 웃기만 해야 할까요? 아닙니다. 울어야 살 때도 있습니다. 눈물은 '정화의 힘'을 가지고 있습니다. 마음을 정화시키려면 암 환자도 울어야 합니다.

둑이 무너지듯 울어라

사람은 눈 점막이 건조해지는 걸 막기 위해 눈물을 흘립니다. 또 스트레스에 대한 방어 기제로 눈물을 흘리기도 하지요. 눈물에는 코르티솔이라는 스트레스 호르몬, 글로불린, 킬러세포 같은 면역 항체가 들어 있습니다. 라이소자임 등 각종 효소와 나트륨, 수분도 들어 있고요. 이런 눈물을 뚝뚝 흘리면 치유의 힘을 느낄 수가 있습니다. 누구나 한 번쯤 눈물을 실컷 흘리고 난 후 마음속 응어리가 풀리는 경험을 해본 적이 있을 겁니다. 울려면 이렇게 실컷 울어야 합니다. 둑이 무너지듯 툭 하고 울어야 하지요.

눈물은 겉으로는 같아 보이지만 사실은 다 다릅니다. 감정 변화로 인해 나오는 눈물은 대뇌의 전두엽(이마엽)에서 뇌관으로 신호를 보내고, 신호를 받은 뇌관이 눈물을 내보내서 나오는 겁니다. 먼지가 들어갔을 때나 양파를 썰다가 흘리는 눈물은 자극에 의한 결과입니다. 감정 때문에 흘리는 눈물은 성분이 더 진합니다. 흔히 말하는 '피눈물'은 스트레스 호르몬인 카테콜아민 수치가 다른 눈물과 비교할 수 없이 높습니다. 참을 수 없는 분노, 견딜 수 없는 슬픔 등 상처를 받은 만큼 스트레스 호르몬이 분비되는 것입니다. 스트레스를 받아 생긴 카테콜아민을 눈물에 실어 밖으로 내보내면 스트레스가 몸에 쌓이지 않습니다. 마음이 느끼는 대로 울면 고혈압, 심혈관 질환이 개선되고 암 치료에도 도움이 되는 이유입니다.

자신만의 눈물 터를 만드세요

18세기를 대표하는 실학자 연암 박지원은 기쁠 때도, 노할 때도, 사랑할 때도, 더없이 즐거울 때도, 슬플 때도, 분할 때도, 참을 수 없이 욕망을 느낄 때도 눈물이 나온다고 했습니다. 북받치는 감정으로 눈물을 자주 흘리는 존재가 사람입니다.

이렇게 본성에 맞게 삶을 사는 사람은 건강합니다. 마음에 감정의 찌꺼기가 남아있지 않기 때문입니다. 하지만 우는 걸 어려워하는 사람들이 있습니다. 특히 남자들이 그렇습니다. 이런 분들에게 잘 우는 요령을 하나 알려드릴게요. 눈물에도 적절한 순간이 있다는 걸 기억하세요. 연암의 말을 다시 빌리면, 눈물은 아무 데서나 터지지 않고 눈물 터를 만나야 터진다고 합니다. 광활한 지평선 외에는 아무것도 보이지 않는 요동 벌판에 선 연암은 인간이 얼마나 고독한 존재인지 깨달았습니다. 깨달음을 얻은 기쁨에 "이곳이야말로 한바탕 울 만한 자리로구나" 하고 고백했습니다. 그런데 본인도 끝내 그 자리에서 울지는 않았던 모양입니다. 말몰이꾼과 눈치 없는 동행인 앞에서 체면상 울기 힘들었나 봅니다. 이 일화는 울기 위해서는 고통을 퍼 올리는 '자신만의 자리'가 필요하다는 걸 알려줍니다. 목 놓아 울 수 있는 공간을 마련하세요.

만약 감정을 쏟아내고는 싶지만 어떻게 우는지조차 잊은 분들이라면, 슬픈 음악을 듣거나 감동적인 영화를 보길 권합니다. 노랫말에 몰입하거나 영화 속 주인공에게 감정을 이입하면 자연스레 눈물이 나고 점차 자기감정에 몰입할 수 있습니다. 울기 위한 변명거리를 마련할 수도 있으니 일석이조입니다. 이때 조명을 어둡게 해두면 더 도움이 됩니다.

울고 난 후에는 용서하세요

울고 난 후에는 모든 걸 내려놓으세요. 원망스럽거나 고독해서 눈물을 흘리기 시작했을지라도, 마무리는 용서하고 사랑하면서 끝내야 합니다. 그러면 마음이 스스로 치유됩니다. 원망스러워서 흘리는 눈물보다 용서하고 사랑해서 흘리는 눈물이 더 진합니다.

울어야 할 때 울지 않으면 다른 장기가 울게 됩니다. 웃음이 파도라면 눈물은 해일입니다. 웃음이 가랑비라면 눈물은 소낙비입니다. 울면 우리 몸속에 엔도르핀, 엔케팔린, 세로토닌, 다이돌핀 등 뇌신경전달물질이 많이 분비됩니다. 이런 물질들은 NK세포, B세포, T세포가 만들어지고 활성화되도록 도움을 줍니다.

　속상하셨을 텐데, 많이 아프셨을 텐데, 억울하셨을 텐데, 이제는 우셔도 됩니다. 하루 날을 잡고 마음을 다해 울어보세요. 자신을 위해 기도하며 울어보세요. 사랑하고 축복합니다.

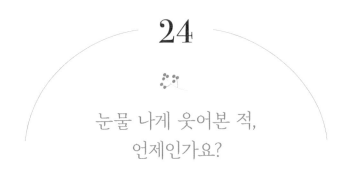

24

눈물 나게 웃어본 적,
언제인가요?

어떤 감정이든 무조건 참기만 하는 것은 좋지 않습니다. 다행히도 웃음은 사람들이 잘 참지 않지요. 참으려 할수록 더 크게 터져 나오는 게 바로 웃음입니다. 이런 웃음이 건강을 가져다준다는 건 누구나 직관적으로 알고 있습니다. 옛날 사람들도 그랬나 봅니다. "웃으면 복이 온다", "웃음이 보약"이라는 말이 생겨난 걸 보면 말입니다. 그런데 암에 걸리면 평소 쾌활하던 사람도 잘 웃지 못합니다. 웃을 상황이 아니라고들 말합니다. 암에 걸렸다고 해서 정말 웃음을 잃어버려야 하는 걸까요?

웃음은 '천연 면역증강제'

암에 걸리면 더 잘 웃어야 합니다. 웃음 자체가 면역증강제이기 때문입니다. 많이 웃다 보면 혈액 순환이 잘되고 호흡량이 많아지면서 맥박 수도 증가하기 때문에 자연스럽게 면역력이 올라갑니다. 웃음은 천연 우울증 치료제이기도 합니다. 웃으면 뇌의 한 부분이 활성화되는데, 이 부위는 우울증 치료제를 먹었을 때 활성화되는 곳이기도 합니다.

미국에서 40년 동안 웃음만 연구한, 스탠퍼드 대학교의 윌리엄 플라이 박사는 심장병 예방에 웃음이 효과가 있다는 연구 결과를 발표했습니다. '웃음학의 아버지'라 불리는 노먼 커즌스 역시 웃음으로 병을 치유한 경험이 있습니다. 그는 강직성 척추염으로 죽을 지경에 이르렀을 때, 웃기 시작하면서부터 통증에 시달리지 않게 됐다고 합니다. 이때부터 본격적으로 웃음을 연구하기 시작해 웃으면 혈액 순환이 잘되고, T림프구·감마인터페론·백혈구 수치가 올라가고, 암세포를 공격해 없애는 NK세포가 증식한다는 것을 밝혀냈습니다. 뉴욕주립대학교 마이클 로이진 박사는 "잘 웃으면 8년을 더 살 수 있고, 늘 감사하고 칭찬하고 긍정적으로 살면 6년을 회춘한다"라고 말했습니다. 여자가 남자보다 오래 사는 이유는 자주 웃기 때문이라고도 주장했습니다.

저는 30년 전 처음으로 웃음 치료를 우리나라에 도입했습니다. 웃으면 부교감신경이 활성화돼 마음이 편안해집니다. 대사가 증진돼 마치 운동한 듯한 효과를 내기도 하지요. 무엇보다 모르핀 같은 진통 효과를 내는 엔도르핀이 많이 분비됩니다. 통각을 조절하는 펜타펩타이드로 희열감을 느끼게 해주는 엔케팔린이라는 물질도 많이 분비됩니다. 웃음 치료가 암 치료에 직·간접적으로 도움이 된다는 자료와 함께, 암과 관련된 신체적·심리적 고통을 줄인다는 논문도 많이 나와있습니다.

웃을 일 없어도 박장대소하세요

그렇다면 어떻게 웃어야 할까요? "하하하" 소리를 내며 배에 힘을 주고 웃어보세요. 처음에는 다소 어색해도 이내 적응이 됩니다. 웃을 일이 없으면 억지로라도 웃으세요. 크게 소리 내어 웃으세요. 우리 뇌는 억지웃음을 알아채지 못합니다. 억지웃음도 진짜 웃음만큼 건강해지는 효과를 낸다는 뜻입니다. 횡격막이 떨리도록 박장대소하는 게 익숙해지면 그 횟수를 점점 늘리세요. 제 환자 한 분은 집에 들어가기 전차 안에서 혼자 10분 동안 크게 웃는다고 합니다. 이분은 암을 잘 극복하고 계십니다. 이처럼 따로 시간을 내어서라도 꼭 웃으세요. 눈물 날 때까지 웃으면 더 좋습니다.

함께 웃는 동안 암세포는 저 멀리

암 환자를 가족으로 둔 분이라면 환자를 위해 기꺼이 망가지시라 말씀드리고 싶습니다. 저는 저를 찾아오시는 분들을 위해 우스꽝스러운 가발과 안경 등 웃음을 유발하기 위한 소품을 구비해두었습니다. 환자가 조금이라도 웃을 수 있도록 소품을 쓰고 피에로 흉내를 내곤 합니다. 웃음이 나온다는 말은 온 신경과 마음을 암세포에만 집중하고 있지 않다는 뜻입니다. 환자가 암에만 집중하지 않도록 하려면 가족의 도움이 필요합니다. 아무리 고통스럽다 해도 손주가 재롱을 부리면 웃게 됩니다. 가족이 웃음을 주면 환자도 자연히 웃을 수 있습니다. 운동하면서도 웃고, 밥 먹으면서도 웃고, 잠자기 전에도 웃을 수 있도록 가족이 도와주세요.

함께 웃으세요. 매일 웃으세요. 많이 웃으세요. 모두가 건강해질 겁니다. 사랑하고 축복합니다.

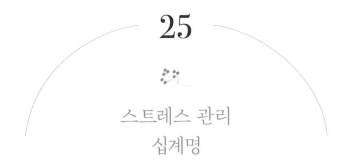

25

스트레스 관리
십계명

마음을 잘 다스리는 일은 참 어렵습니다. 그중에서도 가장 어려운 게 바로 화를 다스리는 일입니다. 탈 것이 다 타고 잿더미가 되어서야 비로소 불길이 잡히는 것처럼, 마음속에서 끓어오른 화도 마음의 응어리가 다 타고 온몸의 기력이 다 소진돼야 사그라집니다.

자신의 마음을 잘 다스릴 수 있으면 인생을 다스릴 수 있고, 암도 잘 다스릴 수 있습니다.

암 환자의 스트레스

화라는 스트레스의 감정은 적당하기만 하다면, 딱 맞는 옷을 입은 것처럼 느슨한 육체와 정신을 적당히 긴장하게 해 우리 몸이 선순환되도록 합니다. 운동이나 바르게 앉기 등은 육체에 가하는 일종의 스트레스입니다. 책 읽기나 생각하기, 묵상하기 등도 역시 정신에 적당한 스트레스를 줍니다. 이처럼 적당한 강도의 스트레스는 오히려 건강에 도움이 됩니다. 다만, 긴장이 지속되거나 강도가 높으면 몸이 이기지 못하고 병적인 상태가 될 수 있으니 주의해야 합니다.

건강한 사람도 스트레스 관리를 잘해야 하지만 아픈 사람, 특히 암 환자는 더욱 신경을 많이 써야 합니다. 스트레스를 받지 않으려는 것 자체가 스트레스가 될 수도 있습니다만, 노력해야 합니다. 몸이 스트레스에 기쁘게 반응하도록 해야 합니다. 환자는 이미 "암입니다"라는 이야기를 듣는 순간 엄청난 스트레스를 받습니다. 일생 동안 받은 스트레스 중 가장 큰 스트레스일 수도 있습니다. 이때 받은 스트레스는 투병하는 동안 점차 둔화하겠지만, 정도의 차이는 있어도 은근히 지속되는 경향이 있습니다.

마음을 다스리는 열 가지 방법

왠지 우울하고 무기력하다, 기분이 좋지 않고 축 처진다, 무엇인가에 눌린 듯이 갑갑하다, 가슴이 답답하다, 소화가 잘 안 된다, 한 대 맞은 듯이 머리가 띵하다, 가슴이 벌렁거린다, 가만히 앉아 있으면 멍하다 등의 증상을 호소하는 환자가 많습니다. 그런 환자의 얼굴을 보면 '지금 스트레스를 받고 있구나' 하는 느낌이 듭니다. 그러면 저는 이러한 환자들이 스트레스 관리를 잘하도록 몇 가지 조언을 합니다. 일명 마음을 다스리는 '스트레스 관리 십계명'입니다.

첫째, 상상으로 미리 걱정하지 말라.

둘째, 사람들과 어울려 대화하라.

셋째, 다른 일로 관심을 돌려라.

넷째, 라이프 스타일을 바꿔보라.

다섯째, 적당히 운동하라.

여섯째, 우선순위를 정해보라.

일곱째, 묵상하라.

여덟째, 봉사자가 돼라.

아홉째, 말을 줄이고 기도로 풀라.

열째, 자신만의 스트레스 대처법을 개발하라.

이 중에서 첫째 계명인 상상만으로 미리 걱정하지 말라는 것만 제대로 지켜도 가슴을 짓누르는 죽음의 공포에서 어느 정도 벗어날 수 있습니다. '말기가 되면 많이 아프다는데', '나는 오래 살 수 있을까?' 하는 걱정은 쓸데없는 불안을 불러옵니다. 걱정하는 일은 일어날 수도 있고 일어나지 않을 수도 있습니다. 아프지 않을 수도 있고 건강을 되찾을 수도 있습니다.

둘째 계명에는 주의점이 있습니다. 같은 병에 걸린 사람과 부정적인 대화를 하는 것은 좋을 게 없습니다. 암을 극복한 사람들이나 마음을 털어놓을 수 있는 믿을 만한 친구들과 긍정적인 대화를 하는 게 바람직합니다.

다음으로는, 취미를 만들어 다른 데로 관심을 돌리거나 적당한 운동을 해서 항상 머릿속을 맴도는 암 중심의 사고에서 벗어나는 게 좋습니다. 특히 운동은 몸을 건강하게 만들기 위해 무언가를 하고 있다는 자신감과 성취감을 심어줄 수 있어 적극적으로 권합니다. 스트레스가 생활 자체에서 오는 것이라면 라이프 스타일을 바꿔보는 것도 도움이 되겠죠.

묵상의 시간도 필요합니다. 묵상이란 마음에 무엇을 채

우는 시간이 아니라 비우는 시간입니다. 밝은 햇빛이든, 눈앞에 있는 사물이든, 부모님과 위인들의 생애든, 마음을 편하게 해주는 것을 마음속으로 기도하면 됩니다. 단, 스트레스를 받을 만한 것, 특히 암을 주야로 묵상하는 것은 좋지 않습니다.

제가 가장 권하는 건 기도입니다. 서운한 일이나 가슴에 맺힌 것, 억울한 것은 보호자나 다른 사람에게 말하기보다 하늘에 맡기고 말하는 게 낫습니다. 보호자는 그 말로 인해 마음이 상할 수 있고, 환자는 그 때문에 도리어 스트레스를 받을 수도 있습니다. 통곡하며 기도할 수도 있고, 침묵으로 기도할 수도 있고, 나지막이 조곤조곤 기도할 수도 있습니다. 환자들은 하늘의 은혜를 받고, 그 은혜를 기억하면 언제든지 화가 난 마음을 다스리고 서운한 일을 털어버릴 수 있습니다. 기도의 힘을 믿어보세요.

마음에 쉼을 주어 극도의 분노, 불평, 불만, 시기, 미움, 질투를 다스리세요. "화가 나더라도 죄를 짓지 말고, 해가 지도록 분을 품지 말라." 이 성경 말씀에 모든 답이 있습니다. 사랑하고 축복합니다.

26

스트레스 관리,
깊은 호흡에서 시작합니다

우리는 흔히 힘든 현실에 직면했을 때 스트레스를 받는다고 말합니다. 스트레스는 몸에 가해지는 자극에 대해 스스로를 보호하라는 신호이자, 위험에 대처하려는 신체적 반응입니다. 스트레스가 무조건 나쁜 것만은 아닙니다. 중요한 일이 닥쳐오면 집중하도록 돕고, 위험 상황에 처하면 몸을 보호할 수 있도록 긴장하게 만드는 것 등이 모두 스트레스입니다. 효과적인 자극제인 것이죠. 하지만 그 긴장이 지나치면 문제가 됩니다.

길고 깊은 호흡이 우선

강도 높은 자극이 오랜 시간 동안 우리를 괴롭히면 그 자극은 몸에 해를 끼치는 스트레스로 바뀝니다. 이러한 스트레스는 면역계가 아주 싫어합니다. 코르티솔, 노르아드레날린 등 스트레스 호르몬이 과다 분비되면 림프구가 감소해 면역력이 떨어집니다. 반대로 과립구는 크게 증가해 활성 산소가 늘어 조직을 파괴합니다. 혈류량은 줄어들어서 산소와 영양이 세포에 제대로 공급되지 않고, 몸속 노폐물은 잘 배출되지 않아 쌓입니다. 결국 두통, 소화 불량, 암 등 병이 생깁니다.

세상을 살아가면서 스트레스를 받지 않을 수는 없습니다. 그렇다고 방치할 수도 없는 노릇인데요, 스트레스를 받을 때 어떻게 해야 할까요?

사실 스트레스를 다스리는 일은 그다지 어렵지 않습니다. 가장 먼저 호흡을 가다듬어보세요. 스트레스를 받으면 더 많은 산소를 얻기 위해 호흡이 빨라집니다. 이때 산소를 많이 들이마시지 않으면 혈액이 알칼리성으로 변해 뇌혈관이 수축하고 두통이 생깁니다. 빠른 호흡 대신 깊은 호흡을 하면 몸과 마음이 이완돼 이런 증상이 덜 해집니다. 최대한 깊게, 고르게 복식 호흡을 해보세요. 급한 불은 끌 수 있습니다. 그

다음엔 자신만의 스트레스 해소법을 찾아 실천하면 됩니다. 춤을 추거나 울거나 교회에 가거나 글을 쓰거나 사람을 만나거나 운동하거나 노래를 부르는 식으로요.

스스로 스트레스를 만들지 마세요

스트레스를 쌓아두지 않고 그때그때 해소하는 것도 좋지만, 그보다 스트레스를 만들지 않는 것이 더 중요합니다. 스트레스를 스트레스로 보지 않는 긍정하는 마음을 길러야 합니다. 스트레스를 받고 있으면서 '이건 스트레스가 아니야'라고 부정하라는 게 아닙니다. '이 정도는 내가 통제할 수 있어'라는 자신감을 가지세요.

여러 전문가들은 우리가 걱정하는 것의 95%는 쓸데없는 걱정이라고 합니다. 유난히 걱정거리가 많은 사람들이 있습니다. 대체로 이런 사람들이 스트레스를 많이 받습니다. 스스로 스트레스를 만드는 것이죠. 암에 걸렸다 하더라도 상상으로 걱정하는 일은 치명적일 수 있습니다. 현 시점에 집중하고, 충분히 해결할 수 있다고 여기세요. 되도록 단순하게 사는 게 어쩌면 건강에는 더 좋을 수 있습니다. 스트레스가 많은 상태라면 이 글의 내용을 한 번 더 생각하면서 찬찬히 자가진단을 해보길 바랍니다.

스트레스 자가진단

		아니다	드물다	때때로 그렇다	자주 그렇다	매우 그렇다
1	누군가 말을 너무 느리게 하면 중단시켜야 한다.	1	2	3	4	5
2	일반적인 일을 반복하면 싫다.	1	2	3	4	5
3	어떤 일을 할 줄 알게 되면 빠른 시간에 최고 수준에 오르고 싶어한다.	1	2	3	4	5
4	줄 서서 기다리는 게 힘들다.	1	2	3	4	5
5	상대방이 공격적으로 나오면 나에 대한 도전으로 받아들인다.	1	2	3	4	5
6	일을 하는데 누가 방해하면 덜컥 화가 난다.	1	2	3	4	5
7	식사하면서 TV, 신문, 책 등을 본다.	1	2	3	4	5
8	일이 뜻대로 안 될 경우, 화를 잘 낸다.	1	2	3	4	5

출처: 한국건강관리협회

각 문항의 점수를 매겨 합산하세요.

- 8~18점: 차분한 성격으로, 스트레스를 잘 안 받는 성향입니다.
- 19~32점: 스트레스 위험이 잠재돼 있는 상태입니다.
- 33점 이상: 늘 스트레스에 노출돼 있는 상태입니다.

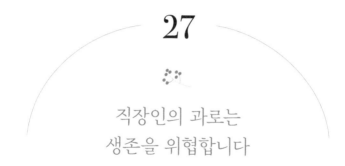

27

직장인의 과로는
생존을 위협합니다

요즘 사람들은 일에 짓눌려 살아갑니다. 일 때문에 한숨만 쉬고 있는 여러분에게 해주고 싶은 말이 있습니다.

일은 삶의 질을 높이는 수단!

'직장'이라는 단어를 들으면 어떤 장면이 떠오르나요? 야근과 잡무에 시달리고, 상사의 눈치를 보고, 치열한 경쟁에 건강과 시간을 바치고, 무기력하게 퇴근하는 자신의 모습이 떠오르진 않나요? 우리나라 직장인들은 실인적인 업무 강도를 감당하고 있습니다. 우리나라는 OECD 국가 가운데 업무 시간이 가장 긴 나라로 꼽힙니다. 코로나19 때문에 줄긴 했어도 잦은 회식 문화로 인해 퇴근 후에도 자신의 삶을 온전히 누리는 것이 어렵습니다. 물리적인 부담만 있는 게 아닙니다. 딱딱한 수직 관계, 상명하복의 문화가 지천에 깔려 있습니다. 심리적인 스트레스 또한 클 수밖에 없는 이유지요. 얼마나 힘이 들까요.

일은 근본적으로 우리 삶의 질을 높이는 수단이 돼야 합니다. 사명을 찾고 보람을 느끼며 일하다가, 일이 끝난 후에는 충분히 휴식하고 취미를 즐길 수 있어야 합니다. 가족과 함께 보내는 시간도 중요합니다. 그래야 육체적 피로와 정신적 스트레스를 모두 풀 수 있기 때문이지요. 하지만 우리 직장인들은 대부분 잠조차 편히 못 잡니다. 골병들도록 일은 하지만 정작 근육을 쓸 데가 없어서 체력은 떨어집니다. 체력이 바닥이니, 여유 시간이 생겨도 운동은 엄두도 못 내고 TV를 보거나 스마트폰을 만지는 게 고작입니다.

몸이 보내는 경고 신호

이런 안타까운 생활을 하면서 건강은 신경도 안 쓰고 있을 겁니다. 어쩌면 자신의 건강을 과신하고 있는 건 아닌가요?

체력이 떨어졌다고 느껴도 운동을 하거나 휴식을 취하기보다는 보양식, 건강기능식품, 마사지 등에 의존해 문제를 덮으려 하는 경우가 많습니다. 그러다 보면 몸속의 문제는 점점 더 커질 수밖에 없습니다. 암은 어느 날 갑자기 생기지 않습니다. 만성적인 피로로 면역 기능이 떨어지면 암이 생기기 쉬운 상태가 됩니다. 적어도 다음 증상들 중 두세 가지 이상을 겪고 있다면, 면역 기능이 떨어지고 있다는 '경고 신호'로 생각하세요.

- **신체 증상** 두통, 소화불량, 설사, 변비, 요통, 두근거림, 뻣뻣한 어깨, 이명, 어지럼증, 불면, 식은땀, 화끈거림
- **감정 증상** 울음, 불안, 초조, 화, 외로움, 무력감, 중압감
- **행동** 흡연, 폭식, 과식, 과음, 폭언, 손톱 물어뜯기
- **정서 증상** 집중력 저하, 판단력 저하, 우유부단, 걱정, 기억력 감퇴, 도피 욕구

일 안배 잘하고, 옆 사람과 대화를

우리 몸은 30세 무렵부터 약해지기 시작합니다. 노동과 휴식의 균형을 잡지 못한 상태로 앞의 증상들이 지속되면 결

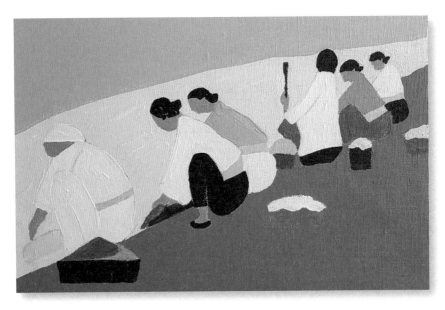

〈행복한 빨래터〉, 2019

국엔 면역력이 더 이상 우리를 지켜주지 못하는 상태가 됩니다. 암이 생기는 겁니다. 그래서 암을 막기 위해 가장 먼저 해야 할 일은 과로를 해결하는 겁니다. 기업 문화가 바뀌지 않는 이상 근본적으로 문제가 해결되진 않을 겁니다. 다만, 스스로 노력할 수 있는 것들이 몇 가지 있습니다.

먼저, 한번에 몰아서 일하지 마세요. 그렇게 일하다 보면 생활의 규칙성이 깨집니다. 새벽녘에 잠들기도 하고, 늦잠을 자서 식사를 거르기도 하고, 프로젝트 하나를 끝낼 때마다 과음하게 될 수도 있습니다. 불규칙한 생활은 부교감신경을 혹사합니다. 이는 면역력 저하로 이어지죠. 그러니 일을 잘 분배하세요. 어느 한 순간에 몸이 바싹 긴장하는 일이 없도록 업무 일정을 잘 짜는 게 좋습니다.

그리고 대화를 많이 하세요. 옆자리에 앉은 동료든, 멀리 떨어진 친구든, 집에서 당신을 기다리는 가족이든 누군가와 수다를 떠세요. 점심을 먹으면서든, 퇴근길에 통화를 해서든 어떤 방식으로든 대화를 많이 하세요. 스트레스를 해소하는 데에는 대화만큼 좋은 게 없습니다. 마음을 쏟아놓고 얘기하면 긴장이 풀리고 근육이 이완되면서 스트레스가 해소됩니다. 혼자서는 웃을 일이 없다가도 누군가와 대화를 나누다 보면 웃을 일이 자주 생깁니다. 다만, 누군가의 흉을 보거나 과거의 안 좋은 일을 끄집어내거나 비관적인 얘기를 대화 소재로 삼지 마세요. 오히려 스트레스가 가중될 수 있습니다. 이야깃거리가 없으면 칭찬이나 인사로 시작해도 충분합니다. 그러면서 대화의 물꼬가 트이기도 합니다. 이 두 가지만 실천해도 퇴근길 발걸음이 한결 가벼워질 겁니다.

여러분이 일에 짓눌리지 않기를 바랍니다. 엉망인 생활을 손봐야 합니다. 퇴근 후에는 자신의 삶을 온전히 누리세요. 그래야 암과 멀어질 수 있습니다. 사랑하고 축복합니다.

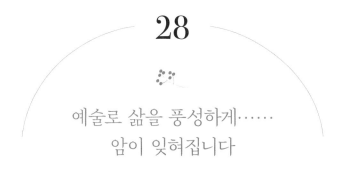

28

예술로 삶을 풍성하게……
암이 잊혀집니다

챗바퀴 돌 듯 반복되는 항암 치료와 방사선 치료의 어려움은 '캔서 블루(암 환자의 우울)'를 유발하는 주요 요인입니다. 암을 잊는 방법, 암에 걸렸어도 우울의 늪에 빠지지 않는 방법을 알려드리겠습니다.

고통에서 벗어나는 길, 취미

암에 걸리면 '언제쯤 나을까?', '암이 커지면 어떻게 하나', '내가 떠나면 우리 아이들은 어쩌지?', '말기가 되면 고통이 크다던데' 등 걱정들로 마음이 힘들고 불편해집니다. 일어나지도 않은 일을 미리 상상하고 앞당겨서 우울해지는 겁니다. 많은 암 환자를 보면서 그들의 이런 걱정을 충분히 경험하고 이해하게 됐습니다. 그래서 어떻게 하면 환자의 이런 마음을 바꿀 수 있을지 고민을 아주 많이 했고요. 곰곰이 생각하고 여러 방법을 시도한 결과, '취미 생활'이 답이 될 수 있겠다는 결론을 얻었습니다. 암 환자들이 취미에 집중할 때 얼굴에 생기가 돌고 행복감이 차오르는 사례를 많이 봐왔습니다.

암 환자들에게 좋은 취미는 무엇일까요? 노래 부르기, 음악 감상하기, 운동하기, 스포츠댄스 배우기, 그림 그리기, 미술 작품 감상하기, 책 읽기, 일기 쓰기, 글쓰기, 수집하기, 반려동물 키우기, 화초 가꾸기, 공예품 만들기 등을 추천합니다. 이런 활동 중 자신과 잘 맞을 것 같은 것을 한 가지씩 시도해보면 됩니다.

여기에 팁을 하나 드리자면, 평소 동적인 일을 많이 하다가 암에 걸렸다면 정적인 취미를 갖는 것이 좋고, 정적인 일을 하다가 암이 발생했다면 동적인 취미를 갖는 게 도움이 됩니다. 새로운 시도를 해보는 것이지요.

황량한 삶에 '그림'을 더했더니

의사는 암에 잘 걸리는 직업군 중 하나입니다. 그만큼 삶 자체가 스트레스입니다. 제가 일만 하고 아무것도 하지 않았다면 쉽게 흥분하고 화를 잘 내는 사람이 되었을 것입니다. 제가 그림을 그리기 시작한 건 반갑지 않은 정치 뉴스를 볼 때마다 화를 내는 저를 발견했기 때문입니다. 의사 이병욱이 개인 이병욱을 관찰했을 때, 집단 화병 환자에 속한다는 걸 인정하지 않을 수 없었습니다.

그동안 취미 하나 없던, 취향이 빈약한 50대 남성. 무엇을 하든 '왕초보'였기에, 시작하는 데에 큰 용기가 필요했습니다. 관심이 가는 건 많았지만 시간 제약이 컸습니다. 그래서 시작한 것이 '마음대로 그리기'입니다. 그림을 그리는 건 악기를 배우는 것에 비해 진입 장벽이 높지 않았습니다. 다루기 쉬운 아크릴 물감과 캔버스를 사서, 행복한 그림, 그렸을 때 기쁠 것 같은 화풍의 작가를 골라 무작정 따라 그리기 시작했습니다. 그림을 그리는 동안 행복감을 느꼈고, 그래서 꾸준히 할 수 있었습니다. 이제는 환자들을 위해 병원에 제 그림을 걸 수 있을 정도로 실력이 늘었습니다. 그림 덕분에 병원 분위기가 좋아졌다고 많은 분이 칭찬해주십니다. 용기를 내

〈이병욱의 행복한 그림전—암 치료 기금 마련 전시〉도 열었습니다.

풍부한 색채가 삶을 풍성하게 채워

그림을 그리다 보면 세상에 대한 산란해진 마음이 어느새 차분해집니다. 홀로 조용히 묵상하는 시간을 가질 수도 있습니다. 작가들의 그림과 사진을 유심히 관찰하는 습관이 생기면서 예술에 대한 안목도 높아졌습니다. 취미 하나 없던 황량한 삶에 충만감의 물꼬가 트인 것입니다. 미국 엠디앤더슨 암센터에서 암 환자들이 찰흙을 빚는 모습을 보며 그들의 평온함을 경험한 바 있었지만, 예술이 이렇게나 마음의 중심을 잡아주고 삶을 풍부하게 해줄지는 미처 몰랐습니다.

그림을 그려보니 풍경을 보는 관점도 바뀌었습니다. 풍경 하나하나가 풍부한 색채입니다. 라벤더 꽃밭, 들꽃 한 송이, 하늘, 땡볕, 가로수 모두 어느 하나 아름답지 않은 것이 없습니다. 이런 것들을 온몸으로 느끼며 오감을 자극하니 삶은 그만큼 드라마틱하게 변했습니다.

암 환자들에게 오감 자극이 중요한 이유는 그것이 면역 치료의 일부일 뿐 아니라, 고통스러운 항암 치료로 인해 놓칠

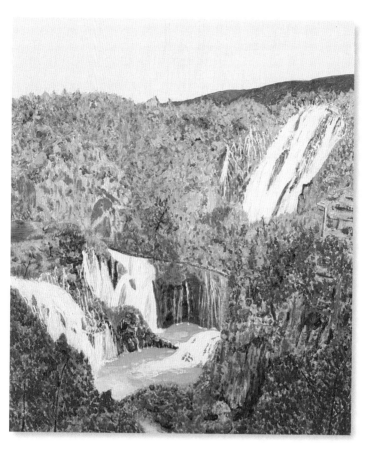

〈플리트비체 여행〉, 2020

수 있는 생의 다채로움을 경험하게 한다는 것입니다. 색채 또한 바람이나 햇빛과 같은 자극입니다. 색은 내면 깊숙이 파고 들어 감정에 작용합니다. 푸른색은 시원한 수평선을, 초록은 그늘을 드리우는 아름드리나무를, 붉은색은 이글이글 타오르는 태양을 느끼게 합니다. 시각적 자극은 통증에만 익숙한 환자들에게 새로운 자극이 되어줍니다. 그래서 이왕이면 행복하고 생기 넘치는 그림을 그리거나 감상하면 좋겠습니다.

밝고 생동감 있는 취미, 가족과 함께하는 취미

꼭 그림이 아니어도 좋습니다. 혼자 조용히 노래를 불러보세요. 요즘 유행하는 트로트도 좋고, 성가나 찬송가도 좋습니다. 전혀 해보지 않았던 운동에 도전해보는 것도 추천합니다. 요리를 하거나 낚시를 할 수도 있겠지요.

다만, 취미 생활을 즐기기 전에 꼭 기억해야 할 게 있습니다. 무리하지 않도록 조심해야 합니다. 취미가 삶을 풍요롭게 하는 데 도움이 돼야지, 취미에 모든 것을 쏟아부으면 안 됩니다. 자는 시간, 쉬는 시간도 없이 취미에 집중하면 피로가 쌓여 오히려 좋지 않습니다. 내기 골프, 도박, 고스톱, 과다한 수집 등 몸을 피곤하게 하는 취미 생활도 좋지 않습니다. 밝고 건전하고 생동감 있고 행복한 취미 생활을 고르시길 바랍니다.

암 환자의 가족이라면 환자와 함께할 수 있는 취미 생활을 고민해보세요. 취미 활동을 통해 대화하고 격려하고 칭찬하며 환자를 보살필 수 있습니다. 함께 즐기다 보면 암에 대한 스트레스도 낮출 수 있습니다.

더 미루지 마세요. 우울을 잊게 하고 활력을 부르는 취미 생활을 지금부터라도 찾으세요. 항암 주사를 맞는 두세 시간 동안만이라도 좋아하는 음악을 들어보세요. 좋아하는 작가의 책을 집어 들거나 무엇을 그릴지 구상하는 것도 좋습니다.

취미 생활을 통해 가족 간에 사랑을 나누고, 여한이 남지 않도록 즐거운 추억을 쌓기를 진심으로 바랍니다. 사랑하고 축복합니다.

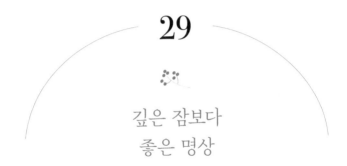

29

깊은 잠보다
좋은 명상

'정신이 없다'라는 말을 자주 하시나요? 정신은 곧 자신의 영혼이라고 할 수 있습니다. 순간적으로 올바른 판단력을 잃으면 '제정신이 아니다'라고들 합니다. 이 정신을 챙기는 법, 명상과 묵상에 있습니다.

영혼의 독소를 없애세요

감정이 우리 영혼에 미치는 영향은 아주 큽니다. 사랑, 용서, 너그러움, 감사 등 긍정적인 요소는 영혼을 평안하게 해줍니다. 반대로 의심, 분노, 질투, 열등감, 슬픔, 고독, 불만, 외로움, 불신, 집착 등 부정적인 요소들은 우리의 영혼에 독소를 만들어 몸과 마음을 지치게 합니다. 암과 싸우다 보면 외부로부터 받는 스트레스 때문에 힘들다고 하는 경우가 많지만, 사실은 자기 영혼의 독소 때문에 힘들고 지치는 경우가 더 많습니다.

줄리아 로버츠 주연의 영화 〈먹고 기도하고 사랑하라〉에서 결혼 8년 차의 주인공은 일, 돈, 명예를 제쳐두고 1년간 여행하며 명상과 기도를 통해 자신을 괴롭히던 감정을 다스리는 법을 배웁니다. 그동안 쌓인 부정적인 감정을 해소하고 마음을 다스린 뒤에야 비로소 사랑을 찾고 삶의 균형을 맞추게 됩니다. 이처럼 영혼의 독소를 푸는 데에는 자신의 감정이 어떤 상태인지를 인식하고 마음을 정화하는 과정이 필요합니다. 지금 누군가를 미워하고 있는 건 아닌지, 시기나 외로움 때문에 힘든 건 아닌지 알아내야 합니다.

호흡의 리듬에 맞춰

하지만 뛰어난 성인이나 수도자가 아니고서야 자신의 감정을 냉정하고 차분하게 다스린다는 건 걸코 쉬운 일이 아닙니다. 그래서 명상이 필요합니다. 사람은 누구든 불안하거나 흥분하거나 공포에 빠지면 호흡이 얕고 빠르고 불규칙적으로 변합니다. 명상으로 생각을 '지금 여기'에 집중시키면 호흡이 다시 느려지고 깊어지고 규칙적으로 변합니다. 그러다 보면 우리 마음이 호흡의 리듬에 흡수됩니다. 부정적인 요소들까지 호흡에 흡수돼 마음이 바뀌는 효과를 봅니다.

명상은 이미 수천 년 전부터 행해진 요법이지만, 건강에 미치는 영향을 과학적으로 밝혀내기 시작한 건 30년 정도입니다. 의학적으로 알려진 명상의 효과는 '휴식'이 대표적입니다. 명상이 수면보다 훨씬 더 효과가 좋습니다. 7시간 수면에서는 산소 소비량이 평균 8~10% 감소했지만, 명상은 10분 만에 17%까지 감소했다는 연구 결과가 있습니다. 명상이 깊은 잠보다 빠르고 깊은 휴식 효과를 낸다는 의미입니다. 스트레스 호르몬이 줄어 불안감이 해소되고, 혈압과 맥박도 낮아집니다. 그러면 만성 통증이 완화되고, 결과적으로 삶의 질을 향상시킬 수 있습니다.

일상 속에서 명상을 즐기세요

명상은 혼자서도 쉽게 할 수 있습니다. 명상이나 묵상이라고 하면 스님이 참선을 하듯 적막한 곳에서 가부좌를 틀고

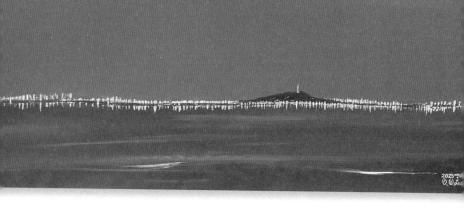

〈행복한 야경〉, 2023

오랜 기간 수행하는 것처럼 힘들다고 생각하기 쉽지만, 반드시 그렇지만은 않습니다. 조용한 장소에서 눈을 감고 앉아 편안하고 자연스럽게 숨을 쉬는 것만으로도 충분합니다. 자세를 바르게 하고 정신을 호흡에 집중시키면 잡념이 사라집니다. 다른 생각이 떠오르더라도 애써 지우려 할 필요가 없습니다. 명상할 때 호흡은 코로 4~6초 내쉬고, 2~4초 고요하게 들이마시면 됩니다. 날숨을 길게 할수록 좋지만 어깨에 힘이 들어가면 안 됩니다. 숨을 내쉴 땐 복부를 수축시키고, 숨을 들이마실 땐 복부를 천천히 부풀리는 복식 호흡이 바람직합니다. 명상 시간은 15~20분이 적당합니다. 할 수 있는 대로, 매일 하세요.

명상할 때 머리를 비워야 한다는 강박 때문에 아무 생각도 하지 않으려 하면 오히려 생각이 많아집니다. 이땐 자신의 현재와 미래, 부모, 자녀, 고마웠던 사람 등을 떠올리며 일기를 쓰듯 생각을 풀어내보세요. 하지만 몽상에 빠지거나, 공연히 과거의 가슴 아픈 기억이나 이미 일어났던 일이나 이미 끝난 일을 떠올리며 시간을 낭비해서는 안 됩니다. 명상은 미래를 위해 자신의 현재를 바라보는 기회라는 걸 염두에 두시길 바랍니다.

명상할 때 떠올리면 좋은 주제들은 다음과 같습니다.

- 내가 완성해야 할 것은 무엇인가?

- 사후에 나는 어떤 사람으로 기억되고 싶은가?

- 내 삶을 한 단어로 표현한다면?

- 나의 강점은?

- 내 인격을 위해 어떤 노력을 하고 있는가?

- 내 삶이 다른 사람을 변화시키고 있는가?

- 나는 감사할 줄 아는 사람인가?

- 내 인생의 진정한 목적은 무엇인가?

여러분이 '정신이 없는' 하루를 살지 않기를 바랍니다. 각자의 호흡에 집중하고 영혼의 독소를 없애세요. 그러면 진정한 삶의 의미를 깨닫게 되고, 자신이 무엇을 해야 할지 알게 됩니다. 마음이 차분하고 평온한 상태가 되면, 암을 극복하는 지금 그 길이 전처럼 막막하고 고통스럽게만 느껴지지는 않을 겁니다. 사랑하고 축복합니다.

30

슈바이처와 테레사 수녀의
장수 비결

서로를 섬기며 생활하고 계신지요. 여기서는 가족을 섬기는 것에서 더 나아가 더 많은 타인을 섬기는 것, 봉사에 대해 말해보려고 합니다.

마음을 비우는 것

'아픈데 무슨 봉사?'라고 생각하실 수도 있습니다. 하지만 봉사란 감사하는 마음에서 우러나오는 행동입니다. 지금 내 삶에 감사한다면 봉사해야 하는 이유가 있는 셈입니다.

환자들 중 지나친 욕심에서 헤어나지 못하는 경우를 종

종 봅니다. 최후의 순간까지 모든 처치를 받아야 하고, 의사가 나에게만 더 많은 관심을 보여야 하고, 내가 다른 환자보다 경과가 좋아야 한다는 건 지나친 경쟁 심리에서 비롯됩니다. 물론 투병에서 살아야 한다는 의지는 중요합니다. 그렇지만 삶에 집착하지 않는 초연한 자세도 필요합니다. 경쟁하는 순간, 몸은 스트레스를 받습니다. 몸의 균형이 깨집니다. 당연히 예후에도 영향을 끼칩니다. 반대로 도를 닦는 것처럼 마음을 비우면 투병에 큰 도움이 됩니다. 자신이 가진 것을 나누는 행위를 통해 마음을 비울 수 있습니다.

60세에 유방암에 걸려 저를 찾아온 분이 있었습니다. 남편과 관계가 좋지 않고 삶의 모든 게 힘들고 귀찮다고 했던 분입니다. 그런데 어느 날 남산으로 운동을 다니다가 우연한 기회에 독거노인들을 돕게 됐다고 했습니다. 자신보다 연로한 분들을 돕다 보니, 내 한 몸 건사하기도 힘들다고 느껴졌던 생활에 활력이 생겼다고 합니다. 자연스럽게 다른 봉사에도 더 참여하게 되더랍니다. 시간이 흐른 후에는 남편에게도 점점 좋은 감정이 생기고, 남편 역시 측은하고 불쌍하다는 마음이 들어 미움이 사라졌다고 했습니다. 마음이 바뀌고 용서하고 사랑하며 생활한 지 5년이 넘었습니다. 그동안 암이 재발하지 않았고 지금도 잘 지내고 계십니다.

봉사는 사랑하고 사랑받는 일

봉사의 힘은 저 역시도 느끼고 있습니다. 30년 동안 매년 필리핀으로 의료 선교 봉사를 다니고 있습니다. 코로나로 인해 2020년에 처음 필리핀에 못 가게 됐을 땐 마음이 얼마나 아팠는지 모릅니다. 봉사를 갈 땐 30명 정도로 팀을 꾸리는데요, 이들은 모두 가족 단위로 구성돼 있습니다. 그동안의 세월을 보면, 우리 팀은 모두가 건강합니다. 지금까지 함께 봉사하면서 특별히 아프거나 힘들거나 어려운 일을 겪은 적이 없습니다. 하늘이 내린 은혜라고 생각합니다. 동시에 우리가 필리핀 사람들을 사랑하고 그들의 사랑을 받았기 때문에 인체의 면역이 활성화된 덕분이라고도 생각합니다.

봉사에는 봉사를 받는 사람도 살리지만 섬기는 사람도 살려내는 힘이 있습니다. 주는 것이 받는 것보다 낫다는 성경 말씀을 굳이 인용하지 않더라도, 나누고 베풀고 섬기고 전하면 우리 인체의 면역력이 증가하고 건강해집니다. 그래서 봉사하는 삶을 사는 사람은 장수합니다. 아프리카의 성자 슈바이처도 그랬고, 마더 테레사 수녀도 장수했습니다. 어렵고 열악한 환경 가운데에서도 그들이 장수했던 까닭은 그들의 마음에 천국이 있었기 때문입니다.

의미 있는 삶으로의 변화

이런 이야기들을 보면, 봉사는 암의 재발을 막을 수 있는 좋은 방법입니다. 제가 돌보았던 암 환자들 중에는 '내가 살아있는 건 하늘이 내린 축복이자 덤으로 얻은 인생'이라며 어려운 지역에 가서 봉사하는 분들이 많습니다. 봉사가 육체적으로 힘들기는 하지만, 그 활동이 주는 정신적인 기쁨은 몸을 회복시킵니다. 그래서 저는 환자들에게 체력이 허락한다면 꼭 봉사하라고 권합니다. 특히 가족이 함께 봉사하면 더 좋습니다. 물론 봉사가 스트레스가 되면 안 되겠지요. 봉사가 행복하다는 것을 깨닫는다면 누가 시키지 않아도 자신이 할 수 있는 일을 찾아서 꾸준히 봉사하게 될 것입니다.

힘들게 암을 극복한 후에 다시 감사함을 모르던 과거의 모습으로 회귀한다면 무슨 의미가 있을까요? 팍팍한 인생에서 의미 있는 일을 발견할 필요가 있습니다. 바로 지금 당신의 선택이 남은 삶의 질을 결정합니다. 할 수만 있다면 언제든 후회하지 않을 최선의 선택을 하시길 바랍니다. 사랑하고 축복합니다.

31

하루 10분 목욕으로
면역력을 올리세요

일과를 마치고 하는 느긋한 목욕은 하루의 피로와 지친 마음까지 사라지게 합니다. 목욕의 효과는 몸을 청결하게 하는 것 그 이상입니다. 하루에 10분, 목욕에 투자해보세요.

내게 알맞은 목욕

목욕은 몸을 덥혀 혈액의 흐름을 원활하게 해, 혈액 속 백혈구가 몸속을 돌아다니며 외부의 침입자를 제거하는 데 도움을 줍니다. 몸을 덥히기 위해서 하루에 한 번 목욕할 것을 권합니다. 그날의 냉기는 그날 해결하는 것이 건강에 좋습니다. 체온을 올리기 위한 것이기 때문에 샤워보다는 따뜻한 물에 몸을 담그는 욕조 목욕이 좋습니다.

목욕물의 온도는 38~41도의 약간 따뜻한 정도여야 합니다. 너무 뜨겁게 느껴지는 42도 이상이 되면 혈관이 오히려 수축해 혈액 순환에 방해가 됩니다. 또한 교감신경이 자극돼 몸이 흥분합니다. 반대로 물 온도가 낮으면 몸을 덥히는 데 아무런 도움이 되지 않지요.

목욕은 전신욕보다는 반신욕을 권합니다. 전신욕은 체온을 급격히 상승시키므로 체력 소모가 크고, 몸에 가해지는 수압이 커서 혈관과 림프관에 압박을 줍니다. 이는 건강한 사람에게도 버거울 수 있습니다. 반신욕을 하면 체온이 천천히 올라갑니다. 하반신에만 수압이 가해져서 발의 혈액을 부담 없이 심장으로 올려 보냅니다. 만약 체력이 약한 상태라면 반신욕도 부담이 될 수 있으므로 이땐 발목까지만 물에 담그는 족욕을 하세요. 복사뼈 위쪽 15~20cm까지 물을 채우는 게 좋습니다.

건강을 위한 목욕 시간은 20분을 넘기지 않는 게 좋습니다. 체온 1도를 올리는 데 목욕 10분 정도면 충분합니다. 특히 고혈압이 있는 경우 목욕을 오래 하면 혈관이 수축돼 혈압이 오를 수 있으므로 주의해야 합니다. 다만, 족욕으로는 몸을 덥히는 데 시간이 더 오래 걸리므로, 족욕은 20분간 하세요.

목욕의 효과를 높이는 법

목욕하는 동안에는 '내 몸이 점점 건강해지고 있다'라는 긍정적인 생각을 하세요. 목욕 시간을 명상이나 기도의 시간으로 만들어도 좋습니다. 부드러운 음악이나 자연의 소리를 들으면서 목욕하면 마음이 안정돼 면역 효과가 높아집니다. 목욕도 운동처럼 꾸준히 하면 면역력을 키울 수 있습니다. 바쁘더라도 하루에 한 번 목욕하는 습관을 들이세요.

목욕을 마쳤다면 따뜻한 물로 샤워를 한 뒤 물기를 닦아내고, 하체의 온도를 유지하기 위해 하의를 여러 겹 입고 양말을 신으세요. 상의는 얇게 입으시고요. 그러면 체온이 유지되면서 혈액 순환이 더 잘 됩니다.

목욕의 효과를 높이는 방법이 있습니다. 아로마 테라피입니다. 이집트와 인도 등지에서 기원전부터 사용해온 향기 요법인데요, 특정한 향기를 맡음으로써 심신을 안정시키는 원리입니다. 몸 상태에 맞는 허브를 골라 사용하면 다양한 치료 효능을 얻을 수 있습니다.

- **캐모마일** 진정 효과, 수면 촉진, 항박테리아, 통증 완화

- **라벤더** 일반적인 피부 질환과 피로 완화

- **에키나시아** 면역력 강화

- **제라늄** 피부 영양, 상처와 화상에 도움

- **헤이플라워** 알레르기 반응 완화

- **유칼립투스** 항생 효과, 변비 해소

- **생강** 혈액 순환 촉진, 체온 상승

- **귤껍질** 피로 완화, 통증 완화, 체온 상승

- **장미** 스트레스 완화, 긴장 및 불안 완화

- **바질** 우울감 완화

4부

◇◇◇

무엇보다 내 몸을
소중히 할 것

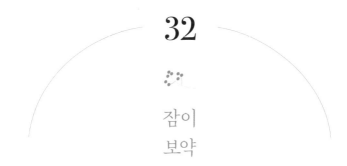

32

잠이
보약

지난밤 편히 주무셨나요? 잠은 최고의 선물입니다. 암 환자에게는 더 그렇습니다. 잠을 잘 자야 몸이 편안해집니다.

과로는 독, 수면은 약

암 재발을 막는 가장 기본적이고 중요한 일은 과로, 과욕, 과신 등 모든 과한 것을 경계하는 것입니다. 물론 치료를 받다 보면 마음이 조급해져 이것저것 시도하느라 바쁠 수 있습니다. 하지만 모든 것 중에서도 특히 과로는 절대 하면 안 됩니다. 과로는 교감신경을 예민하게 하고 부교감신경과의 균형과 조화를 깨뜨려 면역력을 떨어뜨립니다. 일시적으로 과로했다면 충분히 휴식하고 잠을 푹 자야 합니다.

2020년 미국 스탠퍼드 대학교에서 발표한 바에 따르면, 미국 사람의 하루 수면 시간은 7시간입니다. 유럽 사람은 6시간 45분, 한국 사람은 6시간 15분 정도 됩니다. 충분한 걸까요? 수면 시간이 7시간~7시간 반은 되어야 심장 질환에 걸릴 위험이 낮아지고 수명이 길어진다는 보고가 있습니다. 충분히 자야 하는데 대개는 그렇게 하지 못합니다. 충분히 자려고 해도 잠드는 게 어려운 분이라면 몇 가지 이유가 있을 수 있습니다. 첫째, 예민하거나 불안감이 높고 꼼꼼한 성격 때문일 수 있습니다. 둘째, 심한 스트레스를 받고 있거나 밤을 새웠거나 통증이 있는 경우입니다. 셋째, 잠을 못 잔다는 지속적인 걱정이 있거나 잘못된 수면 습관을 가지고 있을 수 있습니다. 이런 것들은 교정이 필요합니다.

미국 엠디앤더슨 암센터의 종신 교수인 김의식 박사는 국내 강의와 인터뷰에서 "엠디앤더슨 암센터에는 전 세계 환자들이 모인다"라며 "가장 치료하기 어려운 환자는 한국에서 온 이들로, 다른 나라에 비해 유독 걱정, 근심, 화가 많아서 잠을 제대로 자지 못하는 경향이 있다"라고 말한 바 있습니다. 제 환자 중에도 2년째 수면제를 복용하던 유방암 환자가 있었습니다. 걱정과 불안 때문이었습니다. 하지만 저와 함께 치료를 시작하면서부터는 수면제를 먹지 않고도 잠을 잘 잘 수 있게 됐는데요, 제가 추천하는 올바른 수면 습관을 참고 해보시길 바랍니다.

잠 잘 오게 하는 생활 습관

먼저 수면 시간을 정해야 합니다. 기상 시각과 취침 시각을 일정하게 지키도록 노력하세요. 암 환자는 종종 통증 때문에 시간에 맞추기 힘들 수 있는데, 이때는 정해놓은 규칙을 조금 어겨도 괜찮습니다. 스트레스를 받지 마세요. 그리고 오후 시간대에는 되도록 자리에 눕지 않는 게 좋습니다. 피로를 풀겠다며 잘 시간도 아닌데 누워 있다 보면 제 시간에 잠드는 게 어려워집니다. 낮에는 햇볕을 많이 쬐기를 권합니다. 30분~1시간은 야외에서 햇볕을 느끼세요. 잠들기 두 시간 전에는 따뜻한 물로 족욕, 반신욕, 간단한 샤워를 하세요. 몸의 긴장이 풀리면서 잠들기 좋은 상태가 됩니다. 샤워 이후에는 스마트폰 사용이나 음식 섭취는 삼가세요. 취침 시각이 돼 잠자리에 누웠다면 오늘 있었던 일 중에 가장 행복했던 일을 떠올려봅니다. 평상시 커피, 술, 담배는 멀리하는 게 좋습니다.

모든 동물은 낮에 열심히 활동하고 밤이 되면 휴식합니다. 깊은 수면을 취하는 것입니다. 수면은 하루의 피곤을 풀고 다음 날을 준비할 수 있게 하지요. 잠의 역할은 몸의 피로를 풀고 기억력을 증진시키며 마음의 상처를 치유하는 데 있습니다. 잠은 교감신경을 안정시켜 심리적인 안정을 느끼게 합니다.

잠을 잘 자야 건강합니다. 잠을 잘 자야 암을 극복할 수 있습니다. 그렇다고 밤에 잠을 못 자는 것 때문에 고민하지는 마세요. 그러면 불면은 더 악화됩니다. 낮에 더 움직이고 밤에는 행복한 생각을 하세요. 신경을 진정시키는 로즈마리차, 따뜻한 우유 한 잔을 챙겨 드세요. 수면제 복용은 되도록 피하고, 주치의와 상의 후 꼭 필요할 때만 사용하세요.

살아야 한다는 강박을 버리고, 암에 대한 불안도 떨치고, 매일 밤 그저 잘 주무시기를 바랍니다. 편안한 마음으로 편안한 잠자리에 들기를 진심으로 바랍니다. 사랑하고 축복합니다.

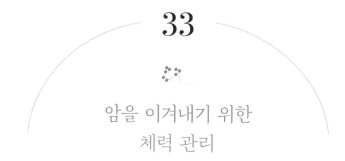

33

암을 이겨내기 위한
체력 관리

운동을 왜 해야 하는지 생각해본 적 있으신가요? 운동은 태풍과 같습니다. 태풍이 불어서 바다를 한번 흔들면 바다 속 생태계가 건강해지듯, 안 쓰는 근육을 구석구석 움직여줘야 온몸이 건강해집니다. "걸으면 살고 누우면 죽는다"라는 말도 있지요. 암 환자여도 체력이 허용하는 범주 안에서는 반드시 운동을 해야 합니다.

암 환자에게 활력을 더하는 추천 운동

운동이란 근육을 사용하는 것입니다. 안 쓰는 근육을 쓰기 위해서라면 춤을 추든, 걷든, 스트레칭을 하든, 맨손 체조를 하든 크게 상관없습니다. 운동선수처럼 땀을 뻘뻘 흘리며 할 필요도 없습니다. 그저 오늘 하루를 잘 이겨낼 정도로 체력을 만드는 것으로 충분하지요. 암 환자들의 운동은 일반인들의 운동과 다릅니다. 일반인은 근골격계 질환을 예방하는 등 건강을 증진하려는 목적으로 운동하지만, 암 환자들은 암을 이겨내는 데 필요한 체력을 기르기 위해 운동합니다. 그래서 어떤 운동이든, 자신의 운동 능력을 100% 다 쓰는 게 아니라 50~70%만 쓰도록 해야 합니다. 에너지를 조금 비축해둔 상태에서 운동을 끝내는 겁니다. 무리가 가지 않게 하기 위해서입니다.

암 환자들에게 추천하는 운동은 '바르게' 걷기입니다. 시선은 20~30cm 앞에 두세요. 목, 어깨, 허리가 일직선이 되도록 하고 턱은 몸통 쪽으로 가볍게 당깁니다. 호흡은 코로 깊이 들이마시고 입으로 길게 내뱉습니다. 들숨보다 날숨 시간이 두 배로 길어야 합니다. 팔꿈치는 자연스럽게 구부리고, 앞뒤로 15~20도 흔듭니다. 양발은 11자가 기본이며, 보폭은 자신의 키에서 100cm를 뺀 정도가 적당합니다. 이런 자세로 한 번에 20~30분씩 걸으세요. 체력에 따라서는 최대 50분까지가 좋습니다. 주 3~4회는 꼭 걷는 게 좋습니다.

등산, 수중 걷기, 산책, 실내 자전거도 좋습니다. 어떤 운동을 하든 운동 전후로 스트레칭은 빼먹지 말고 하세요. 스트레칭을 하면 몸이 따뜻해져 운동 효과를 높일 수 있습니다. 게다가 스트레칭은 큰 힘을 들이지 않고도 평소 사용하지 않는 근육을 쓸 수 있기 때문에 암 환자에게 아주 좋습니다.

바깥에서 오감을 자극받으며 운동하기

운동은 실내보다 실외에서 하길 추천합니다. 암이 있으면 자신의 모습을 남에게 보이기 싫어서 집에만 있으려고 하지요. 하지만 실외에서 운동하면 햇볕을 쬐고, 대화하고 웃는 활력 넘치는 사람들의 모습을 보면서 생명력을 느끼고 생기를 얻을 수 있습니다. 바람소리, 새소리를 듣고, 하늘의 구름을 바라보면서 빨리 나아야겠다는 의지를 다질 수 있습니다. 활짝 열린 공간에서 오색 색감의 자극을 느껴보세요. 전나무, 잣나무같이 피톤치드를 내뿜는 나무가 많은 공원에서 운동하면 더 좋습니다. 그래도 실내에서 운동해야겠다면 산세베리아, 선인장, 호접란, 카랑코에, 행운목, 관음죽, 고무나무, 벤자민 등을 실내에 들여보세요. 미국항공우주국NASA에서 공기정화 식물로 추천한 것들입니다.

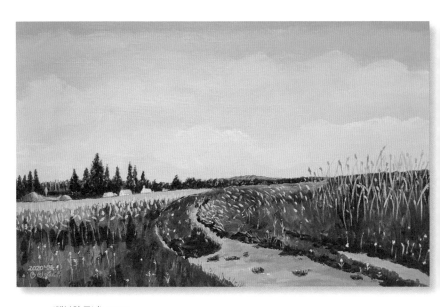

〈행복한 들녘〉, 2023

틈틈이, 즐겁게 운동합시다

운동을 습관처럼 하는 게 쉬운 일은 아닙니다. 운동을 생활화하는 데 도움이 되는 팁도 몇 가지 알려드리겠습니다. 가까운 곳에 갈 때는 걸어 다니고, 가급적 계단을 이용하세요. 웃으면서 운동하세요. 커피 마시는 시간을 운동하는 시간으로 바꿔보세요. TV를 보면서 운동하세요. 가족과 함께 운동하세요. 음악을 들으며 운동하세요. 언제나 운동할 수 있게 자동차나 사무실에 운동화를 준비해두세요.

운동 후에는 가볍게 숨쉬기 동작을 반복하고, 샤워나 목욕을 해서 지친 몸을 풀어주는 게 좋습니다. 운동하고 나면 반드시 푹 쉬어야 합니다. 운동만큼 중요한 게 휴식입니다.

만약 항암 치료나 방사선 치료 등으로 체력이 떨어져 운동하기 너무 힘이 드는 날에는 무리하지 말고 쉬어도 됩니다. 그때그때 체력에 맞추어 운동하면 됩니다. 다만, 몸이 조금 회복되고 난 후에는 다시 규칙적으로 꾸준히 운동하길 권합니다.

하루를 또 살아가기 위해 지금, 운동화를 신어보세요. 그리고 기쁜 마음으로 운동합시다! 사랑하고 축복합니다.

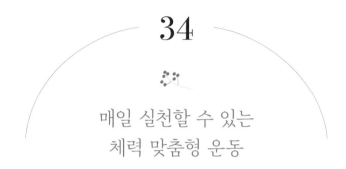

34

매일 실천할 수 있는
체력 맞춤형 운동

요즘같이 코로나19나 원숭이 두창 같은 신종 감염병이 도 래하는 시대에는 운동이 더더욱 중요합니다. 여기서는 면역 습관, 그중에서도 '신체 면역력을 깨우는' 운동에 대해 더 구 체적으로 알려드리겠습니다.

근육을 움직여야 하는 이유

운동이 면역력을 높인다는 사실은 누구나 알고 있습니다. 우리 몸속에서 열을 가장 많이 생성하는 기관이 근육인데, 운동은 근육을 직접 사용하게 해 체온을 높이고 혈액 순환을 돕습니다. 또한 몸의 상비군인 백혈구의 활동을 도와 결과적으로 면역력을 높입니다. 이것만으로도 암 환자가 운동을 해야 하는 이유가 충분한데, 이와 더불어 운동은 신경전달 작용을 하는 노르에피네프린의 합성과 분비를 높여 긴장을 완화하고 기분을 좋게 해줍니다.

운동하지 않으면 근육은 줄어듭니다. 일주일 동안 꼼짝하지 않고 누워만 있으면 근육량이 전체의 27%나 줄어듭니다. 특히 20세를 기점으로 조금씩 줄다가 50세 이후에는 매년 1~2%씩 감소합니다. 근육량이 줄면 면역 기능에 문제가 생깁니다. 특히 코로나19 시대를 지나오면서 운동량이 급격히 줄었을 텐데요, 지금부터 근육을 다시 키워야 합니다. 하루 30분은 운동에 투자하면 좋겠습니다. 틈틈이 스트레칭이나 맨손 체조를 해도 되고, 집에 스테퍼 같은 운동 기구를 들여서 시간 나는 대로 하는 것도 좋습니다. 저의 경우, 진료하는 틈틈이 팔에 힘을 주면서 팔꿈치를 접었다 펴거나 앉았다 일어서는 동작을 반복해서 움직임을 늘리려고 애씁니다.

가벼운 마사지부터

운동의 목표는 '몸짱'이 아니라 '면역짱'이어야 합니다. 소위 말하는 몸짱을 목표로 하는 운동과 면역력을 위해 하는 운동은 조금 다릅니다. 운동을 과로하듯 하면 산화물질이 증가하고, 이는 오히려 세포를 공격할 수 있습니다. 운동이 독이 되지 않게 해야 합니다. 체력이 떨어진 상태라면 먼저 혈액 순환이 원활해지도록 손, 발, 귀 등을 만지는 가벼운 마사지부터 시작하는 게 좋습니다. 손등을 밀어 자극하거나 손가락을 잡아당기고, 발바닥을 쓰다듬거나 두드리는 행동이 혈액 순환을 개선합니다. 안면 운동도 필수입니다. 얼굴을 손으로 비비거나 인상을 찌푸렸다 펴거나 눈동자를 돌리거나 크게 웃는 것만으로도 안면 근육의 긴장을 풀 수 있습니다. 면역세포는 주로 림프절을 따라 분포하고 이동합니다. 그래서 림프절을 자주 마사지하면 좋습니다. 목 주변, 귀 아래, 겨드랑이, 쇄골 주변, 복부, 사타구니 등을 손가락이나 손바닥으로 쓸어주기만 해도 효과가 있습니다.

바른 자세로 걷기

암 환자가 무리 없이 하기에 좋은 운동은 단연 걷기입니다. 교감신경이 자극돼 활기가 생기고, 체온과 함께 의욕도 올라 몸 상태를 회복하는 데 큰 도움이 됩니다. 하지만 걷는 동안 바른 자세를 유지하지 않으면 그 효과가 감소합니다. 등을 곧게 펴고 목, 어깨, 허리가 일직선이 되도록 하세요. 턱은 몸 쪽으로 가볍게 당기고 배에 힘을 준 상태로 리듬감 있게 걸어야 합니다. 바르게 걸으면 신체에 무리가 가지 않게 걸을 수 있고, '제2의 심장'이라 불리는 종아리 근육이 자극돼 혈액 순환이 원활해집니다. 따로 시간을 내지 않더라도 병원에 갈 때, 시장에 갈 때, 가족과 산책할 때 자세를 곧게 하고 힘차게 걸어보세요. 분명 운동 효과를 볼 수 있을 겁니다.

걷기가 어느 정도 익숙한 분이라면 약간의 자극이 더해지는 운동을 권합니다. 배드민턴, 수영, 댄스 같은 스포츠에 도전해도 좋습니다. 혼자 하는 운동으로는 스쿼트를 추천합니다. 혈당을 낮추면서 혈액 순환을 증진시키는 운동입니다. 열 번씩 하루에 총 3세트를 실천하면 좋습니다. 드라마를 보면서 하면 지루하지도 않습니다.

이처럼 면역력의 열쇠는 일상 속에 있습니다. 암세포와 싸워 잘 이기는 사람이 있는가 하면, 투병 과정이 힘겨워 몸과 마음을 저당 잡히는 경우도 있는데요, 일상을 바로 세우면 면역력을 지키면서 암에 굴복하지 않을 수 있습니다. 제가 코로나19 팬데믹을 경험하면서《면역 습관》이라는 책을 낸 것도 이 때문입니다. 암을 잊고 건강하게 살려면 일상 회복과 꾸준한 노력이 뒷받침돼야 합니다. 그 첫걸음인 운동, 지금 바로 일어서서 시작해보세요! 사랑하고 축복합니다.

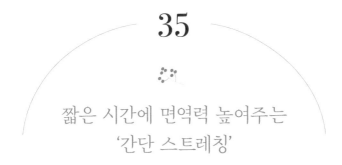

35

짧은 시간에 면역력 높여주는
'간단 스트레칭'

체온은 섭씨 36.5도입니다. 하지만 요즘에는 36도 정도로 다소 체온이 낮은 사람이 많습니다. 폭식, 스트레스, 꽉 끼는 옷 착용 등의 생활 습관이 몸을 차게 만듭니다. 체온이 낮으면 우리 인체에 어떤 변화가 생길까요?

체온 1도 떨어지면 면역력 30% 감소

체온은 우리 몸을 지켜주는 면역력과 밀접한 관계가 있습니다. 건강한 몸의 정상 체온은 36.5~37.2도입니다. 체온이 1도 떨어지면 면역력은 30% 낮아진다고 봅니다. 35도는 암세포가 증식하기 가장 좋은 온도라서, 체온이 35도까지 떨어지는 일이 없도록 주의해야 합니다.

혈액 속의 백혈구는 혈액을 타고 온몸을 돌면서 외부에서 침입한 이물질을 잡아먹습니다. 백혈구가 역할을 제대로 할 때 면역력이 높아졌다고 할 수 있으며, 건강한 몸을 유지할 수 있습니다. 그런데 백혈구를 이동시키는 혈액이 원활하게 순환하지 못한다면 아무리 강한 백혈구라도 쓸모없게 되고 맙니다. 즉, 백혈구가 외부에서 침입한 이물질에 신속하게 대응하기 위해서는 혈액이 원활하게 순환해야 하고, 그러기 위해서는 체온을 따뜻하게 유지해야 한다는 겁니다.

체온 저하는 효소의 작용에도 영향을 끼칩니다. 이로 인해 면역력이 떨어지지요. 우리가 생명을 유지하고 활동하는 데는 효소의 역할이 아주 중요합니다. 우리 몸은 스스로 살아가기 위해 몸속에서 다양한 화학 반응을 일으킵니다. 음식을 먹었을 때 소화하고 영양분을 흡수하고 에너지를 만들고 노폐물을 배출하는 것이 모두 화학 반응입니다. 화학 반응을 일으키도록 촉매 역할을 하는 게 효소이고요. 효소는 체온이 높을수록 활발하게 작용합니다. 체온이 떨어지면 효소의 원활한 활동이 어려워 면역력이 떨어질 수밖에 없습니다.

틈날 때마다 스트레칭을

　건강한 상태의 체온을 유지하는 것은 면역력을 높이고 암세포의 증식을 억제합니다. 그렇다면 어떻게 해야 체온이 올라갈까요? 스트레스를 줄이고 근육의 양을 늘리고 매일 활발하게 걷는 등 다양한 방법이 있는데, 앉은 자리에서 간단히 할 수 있는 스트레칭도 있습니다. 스트레칭은 짧은 시간에 체온을 올려 혈류의 흐름을 좋게 해주는 효과가 있습니다. 하루 최소 20분 스트레칭을 해보세요. 운동한다고 여기기보다는 심신의 긴장을 푼다는 생각으로 하면 부담이 덜합니다. 지금 바로 다음의 글을 읽으며 따라해보시면 좋겠습니다. 모든 동작은 2~3회 반복합니다.

- 손가락을 쫙 펴서 10초간 유지했다가 다시 주먹을 꽉 쥐고 10초 유지하세요.
- 눈썹을 치켜올리고 입을 최대한 크게 벌린 후 혀를 밖으로 내밀어 10초간 유지하세요.
- 어깨를 귀 높이까지 들어올려 5초간 유지하고 다시 어깨를 제자리로 가볍게 내리세요.
- 목 뒤에서 손깍지를 끼고 등과 어깨에 힘이 느껴질 때까지

가슴을 쭉 펴세요.

- 정면을 바라본 상태에서 고개를 왼쪽 어깨 쪽으로 천천히 기울여 10초간 유지하고 되돌아오세요. 오른쪽으로도 실시합니다.

- 고개를 조심스럽게 앞으로 숙인 후 10초간 유지했다가 되돌아오세요.

- 깍지를 낀 후 손바닥이 앞을 향하도록 쭉 편 상태로 10초간 유지하세요.

- 깍지를 낀 후 손바닥이 위를 향하도록 쭉 편 상태로 10초간 유지하세요.

- 두 팔을 하늘을 향해 뻗었다가 왼쪽 팔을 뒤로 떨어뜨리고 오른쪽 손으로 왼쪽 팔꿈치를 잡아당겨 왼쪽 옆구리가 늘어나도록 30초간 유지하세요. 반대쪽도 실시합니다.

- 의자에 앉아서 한쪽 다리를 굽혀 가슴 쪽으로 끌어안아 30초간 유지하세요. 반대쪽도 실시합니다.

- 의자에 앉아 왼쪽 다리를 오른쪽 다리 위로 꼬고, 오른쪽 팔을 왼쪽 허벅지에 둔 뒤 몸통을 왼쪽으로 비틉니다. 15초간 유지하세요. 반대쪽도 실시합니다.

- 다리를 쭉 뻗어 발가락을 구부렸다 펴고 발목을 돌리세요.

이렇게 스트레칭을 하고 나면 찌뿌드드했던 몸이 개운해지는 느낌을 받으실 겁니다. 혈액이 원활히 돌고 체온이 일시적으로 오르는 효과도 얻을 수 있습니다. 틈날 때마다 스트레칭을 실천하셔서 따뜻한 몸, 면역력 높은 몸으로 거듭나시길 바랍니다. 사랑하고 축복합니다.

36

건강식품보다
가족과 즐거운 식사를!

오늘 식사 맛있게 하셨나요? 입맛이 없어 끼니를 거른 분들이 있다면 지금이라도, 조금이라도 식사를 하세요. 음식은 육체의 힘을 길러주는 아주 중요한 요소입니다.

형형색색 채소와 흰색 고기가 좋습니다

음식을 먹음으로써 우리는 힘을 얻습니다. 음식 준비에 들어간 정성은 우리 마음을 어루만집니다. 암 환자가 식사를 잘 챙겨 먹어야 하는 이유입니다. '잘 챙겨 먹는다.' 쉬우면서도 어려운 말입니다. 그렇다면 구체적으로 뭘 먹어야 할까요?

먼저, 과일과 채소를 드세요. 하루에 세 가지 이상의 과일과 채소를 섭취하면 좋습니다. 이왕이면 모두 다른 색깔로 구성하길 권합니다. 빨간색(토마토, 파프리카, 딸기), 주황색(당근, 귤, 감, 오렌지), 초록색(양배추, 브로콜리, 키위, 피망), 보라색(적채, 포도, 근대), 흰색(마늘, 양파, 무, 버섯, 바나나) 등을 골고루 먹으면 각 색소에 든 항산화 성분을 모두 섭취할 수 있습니다.

고기는 흰색 고기를 드세요. 소고기나 돼지고기보다는 닭고기나 생선으로 단백질을 섭취하는 게 좋습니다. 미국 국립암연구소, 세계암연구재단 등은 육질이 흰 고기가 붉은 고기보다 불포화지방산이 풍부하고 몸의 산화와 관련된 철분이 적어 암 예방에 도움이 된다고 추천합니다.

가공식과 자극적인 음식을 피하고 되도록 자연식품을 먹는 것도 중요합니다. 믿을 만한 재료로 심심하게 직접 요리해 먹는 것이 몸에는 가장 좋습니다. 물은 충분히 섭취하세요. 소변 색이 맑아질 때까지 마시면 됩니다. 신진대사가 원활해지고, 고혈압, 변비, 비만, 천식 등이 완화됩니다.

이런 음식이 좋다는 건 잘 알지만, 가족과 외식도 하고 싶고 오랜만에 라면이 당기는 날도 있을 겁니다. 그럴 땐 너무 고민하지 마세요. 암 환자도 가끔은 '좋은 음식' 말고 '좋아하는 음식'을 먹어야 올바른 식습관을 오래 유지할 수 있습니다.

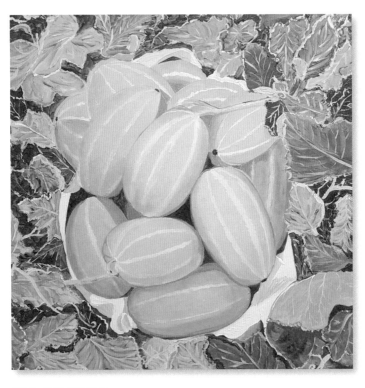

〈우리는 참외 가족〉, 2019

신화는 있어도 실체는 없는 건강식품

암 치료에 좋다고 알려진 건강식품들은 어떨까요? 암에 걸리면 환자도 보호자도 귀가 얇아집니다. '이 음식이 암 치료를 돕는다더라'라는 말을 듣곤 하는데, 귀가 얇은 상태이니 유혹에 넘어가기 쉽습니다. 암에 좋다는 음식은 대부분 비쌉니다. 그런데 과연 그만큼의 값어치를 할까요?

민들레즙이 항암에 좋은지 제게 물어본 환자가 있었습니다. 민들레처럼 흰 즙이 나는 식품에는 사포닌이 많이 들어 있습니다. 사포닌은 콩, 더덕, 도라지, 인삼 등에도 많이 함유돼 있는데요, 식품별로 사포닌 종류가 워낙 많아서 정확히 어떤 작용을 하는지는 꼼꼼히 따져봐야 합니다. 사포닌은 세포 돌연변이를 막고 비만을 예방한다고 알려져 있습니다. 하지만 절대 약이 될 순 없습니다. 약효를 누리기 위해서는 한 번에 많은 용량을 먹어야 합니다. 민들레즙이나 인삼을 과용하면 오히려 간에 무리가 가고, 소화 장애가 유발됩니다. 암 환자는 특히 조심해야 합니다.

차가버섯의 인기도 식을 줄을 모르지요. 차가버섯에는 면역력을 높이는 작용을 하는 베타글루칸이라는 성분이 있어서 몸에 좋은 것이 사실입니다. 문제는 차가버섯이 아니라 이버섯이 어떤 경로를 거쳐 우리나라로 들어오느냐는 겁니다. 차가버섯은 동구권의 자작나무에서 많이 생산되는데, 과연 운송 과정은 어떨까요? 예전에는 야생에서 생산됐던 게 지금은 주로 농장에서 재배됩니다. 말려서 포장하는 과정에서 방부제는 안 들어갔을까요?

암 환자라면 당연히 유기농을 먹어야 하지 않느냐는 질문도 종종 받습니다. 유기농, 물론 좋습니다. 하지만 과신할 건 아닙니다. 진정한 의미의 유기농 채소가 얼마나 될지도 의문이고, 너무 비쌉니다. 그저 깨끗하게 조리해서 먹으면 될 일입니다.

싱싱한 음식을 골고루 자주 먹는 것이 명약

특정 식품이 좋다는 말은 '그렇구나' 하고 잊어버리세요. 좋다는 것보다는 믿을 만한 것, 비싼 것보다는 꾸준히 오랫동안 먹을 수 있는 것을 골라 먹으세요. 버섯을 먹어야 한다면 비싼 차가버섯 대신 싱싱한 송이버섯, 느타리버섯, 표고버섯을 골고루 자주 먹는 편이 더 좋습니다.

앞에서 말씀드린 채소나 과일도 마찬가지입니다. 전립선암을 막아준다는 토마토, 위암을 예방해준다는 양배추…… 여기에 좋은 성분이 들어 있는 건 맞지만, 전적으로 암을 막아주는 건 아닙니다. 무작정 많이 먹는다고 될 일도 아니며, 이런 음식만 먹어서도 물론 안 됩니다.

식단을 짜되 너무 강박을 갖진 마세요. 적당히 좋은 음식을 앞에 두고, 가족과 함께 식사하세요. 그것이야말로 가장 훌륭한 식사입니다. 서로 좋은 말을 나누며 한입, '하하하' 웃으며 또 한입 드세요. 그 식사는 명약이 되어 여러분의 몸과 마음을 치유해줄 것입니다.

가족과 함께 하는 건강한 한 끼를 꼭 챙겨보세요. 사랑하고 축복합니다.

37

매일 먹어도 좋은,
암 환자를 위한 보양 식품들

여름에 보양식을 많이들 찾지요. 암 환자들은 특히 '몸에 좋은 음식'에 대한 관심이 많은데요, 기름지고 만들기 어려운 보양식 대신, 매일매일 '좋은 식품'을 꾸준히 섭취하는 게 더 낫습니다. 암 환자가 매일 먹으면 보양이 따로 필요 없는 식품 몇 가지를 추천해드리겠습니다.

마늘

마늘에는 알리신, 셀레늄, 다이알릴 다이설파이드 등의 성분이 함유되어 있습니다. 이는 항암 및 항염 작용을 합니다. 미국 국립암연구소에서 항암 작용을 하는 식품 중 마늘을 으뜸으로 꼽는 것은 위암의 원인이 되는 유문나선균의 증식을 억제해 위암 발생을 줄이기 때문입니다. 매일 마늘 서너 쪽을 생으로 먹으면 좋습니다. 자극적인 냄새와 매운맛이 꺼려지면 살짝 익혀 먹어도 괜찮습니다.

사과

사과에 들어있는 식이섬유인 펙틴은 장내에 유산균을 많이 만들어 유해 물질을 변으로 내보내는 역할을 합니다. 콜레스테롤, 중성지방, 당, 농약 등 유해 물질을 몸 밖으로 내보내니 장이 깨끗한 상태를 유지해 대장암 발생 위험이 줄어듭니다. 사과의 껍질에는 유효 성분이 다량 함유돼 있기 때문에 유기농 사과는 껍질째 먹는 게 좋습니다. 만약 유기농이 아니라면 식초 한두 방울을 떨어뜨린 물에 2~3분 담갔다가 깨끗이 헹구면 농약을 효과적으로 없앨 수 있습니다. 이때 잘 닦이지 않는 꼭지 부분은 도려내야 합니다.

녹차

녹차의 떫은맛 성분인 카테킨은 항산화 효과가 매우 큽니다. 카테킨의 '에피갈로카테킨 갈레이트' 성분은 암세포의 증식을 절반까지 떨어뜨리고 치매를 예방하기도 합니다. 또 중

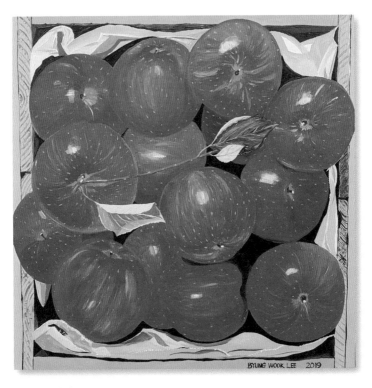

BYUNG WOOK LEE   2019

〈우리는 사과 가족〉, 2019

금속을 해독하는 역할을 하며 고혈압, 당뇨병, 비만과 같은 성인병도 막아줍니다. 녹차의 효과를 제대로 보고 싶다면 차나무의 어린 새순을 갈아 분말로 만든 말차를 추천합니다. 우리가 흔히 먹는 녹차 티백은 물에 우려 마시지만, 말차는 가루를 직접 물에 타서 먹기 때문에 녹차의 좋은 성분을 온전히 섭취할 수 있습니다. 말차를 우유에 타서 마시거나 요리에 넣어 먹어도 좋습니다. 하루 두세 잔 이상 마시기를 권합니다.

양파

고대 이집트에서 피라미드를 만들 때 일의 효율을 높이기 위해 노예에게 먹였다는 양파는 지방 함량이 적고 단백질과 칼슘은 풍부합니다. 무엇보다 양파의 알릴프로필 다이설파이드라는 성분은 발암 물질의 독소를 제거하고, 쿼르세틴 성분은 세포 손상을 막아줍니다. 하루 반 개 이상 양파를 먹기를 권합니다. 유효 성분이 양파 껍질에 풍부하기 때문에 가급적 껍질을 많이 벗기지 말고 드시면 좋습니다. 벗겨낸 껍질은 버리지 말고 다시 국물을 낼 때 같이 넣어 우려내세요. 양파는 익혀 먹어도 성분 변화가 없습니다. 모든 요리에 많이 넣어 드세요.

생강

생강 특유의 향을 내는 진저롤 성분은 항산화, 항염증 작용을 합니다. 특히 대장암, 난소암, 유방암 등에 항암 효과를 발휘합니다. 또한 쇼가올 성분은 신경계 종양 세포의 성장을 억제합니다. 생강의 독특한 맛과 향이 고기나 생선의 누린내를 없애주기 때문에 메스껍거나 소화가 안 될 때 효과적입니다. 섭취량은 하루 20g 정도인데, 고기나 생선 요리에 양념으로 넣거나 차로 끓여서 하루 한두 잔 정도 마시면 면역력을 키우는 데 도움이 됩니다.

인삼

인삼은 체력을 보강해주고 원기를 북돋워주는 보양식입니다. 인삼에는 진세노사이드, Rg2, Rg3 성분이 들어있어 면역 기능을 높입니다. 그중에서도 진세노사이드는 항산화 작용을 해 신경을 보호하는 효과가 있습니다. 이는 면역력을 높여 암을 치료할 때 항암제와 방사선의 부작용을 줄여줍니다. 인삼은 생으로 꿀을 찍어 먹거나 차로 끓여 먹는 것이 좋습니다. 단, 고혈압 환자는 인삼을 먹으면 얼굴이 빨개지거나 혈압이 오를 수 있기에 피해야 합니다.

현미

현미는 백미에 없는 씨눈과 미강 등 기능성 물질을 함유하고 있어 혈관 질환, 당뇨병, 간 질환 예방에 도움이 됩니다. 도정하지 않은 통곡식이라서 이를 소화하기 위해 위 운동과 장 운동이 활발해집니다. 현미는 매일 주식으로 다른 곡식과 섞어 먹는 것이 좋습니다. 씹기 힘들다면 찹쌀을 조금 섞어 먹으면 한결 부드럽습니다.

해조류

미역, 김, 다시마, 파래, 우뭇가사리 등 해조류는 식이섬유뿐 아니라 베타카로틴이 풍부해 '바다의 채소'라고 불립니다. 특히 해조류의 푸코이단 성분은 체내 면역력을 높여 암세포를 소멸하는 항암 작용도 탁월합니다. 해조류는 오래 끓이면 여러 성분이 파괴되기 때문에 생으로 먹거나 살짝 데쳐 무침으로 먹는 게 좋습니다.

피망·고추

피망에는 항암 성분인 베타카로틴과 테르페노이드, 식이섬유, 비타민 등이 풍부하게 들어있습니다. 고추는 캡사이신이라는 매운맛 성분이 항산화, 항염증 작용을 해 종양의 진행을 막아줍니다. 고추의 자극적인 성분이 위염을 유발한다고 하지만, 일상적인 수준의 섭취로는 위 점막이 손상되지 않으므로 안심해도 됩니다. 피망과 고추는 과일과 함께 주스로 마셔도 좋고, 지용성 비타민이 풍부하므로 올리브유에 살짝 볶아 먹어도 좋습니다.

양배추

양배추는 서양에서 요거트, 올리브와 함께 3대 장수 식품으로 꼽힙니다. 양배추의 글루코시놀레이트 성분은 그 자체로 강력한 항암·면역 작용을 하며 백혈구와 사이토카인의 작용을 촉진합니다. 또 유방, 간, 대장, 위, 폐, 식도 등에서 종양이 성장하는 것을 억제하는 효소를 갖고 있습니다. 양배추는 생으로 먹는 게 가장 좋고, 부담스럽다면 살짝 데쳐 매일 두세 장씩 김치를 먹듯 섭취하면 좋습니다.

콩

콩에 들어있는 이소플라본 성분은 호르몬과 관련된 유방암, 남성의 전립선암 예방에 효과적입니다. 특히 대두에 많은 사포닌은 몸에 해로운 산화 물질을 제거하는 데 탁월합니다. 콩을 발효한 된장은 그 효능이 두 배로 큽니다. 힘이 세진 콩

성분은 우리 몸에 안 좋은 방사성 물질을 몸 밖으로 신속하게 내보내는 역할을 합니다. 콩은 하루 35g을 먹는 게 좋은데, 된장, 두부, 두유, 콩자반 등 다양한 조리법으로 즐길 수 있습니다.

토마토

토마토가 붉은색을 띠는 것은 라이코펜 때문인데, 이는 항산화, 항염증 효과가 뛰어나고 신경과 혈관을 보호합니다. 잘 익은 토마토 두 개를 매일 먹으면 하루에 필요한 라이코펜을 충분히 섭취할 수 있습니다. 토마토는 익혀 먹으면 흡수율이 더 높아서 높은 항암 효과를 기대할 수 있습니다.

앞에서 말한 식품들을 고를 때는 되도록 신선한 것으로 고르세요. 마트에서 꼼꼼하게 따져보는 것도 중요하지만, 한꺼번에 많이 사지 않는 습관을 기르는 게 좋습니다. 귀찮더라도 운동이 된다 생각하고 장을 자주 보는 습관을 들이세요. 사 온 채소나 과일은 남은 유해 물질이 잘 씻기도록 5분 이상 맑은 물에 담가두면 좋습니다.

아무리 좋은 음식이라도 급히 먹으면 소용이 없습니다. 음식은 천천히, 꼭꼭 씹어 먹는 게 기본입니다. 씹을 때마다 입

안에서 분비되는 타액이 유해 물질의 독성을 어느 정도 없애 준다는 보고가 있습니다. 내가 먹는 음식이 약이 된다는 생각으로 맛있게 드세요! 사랑하고 축복합니다.

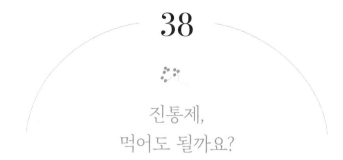

38

진통제,
먹어도 될까요?

암을 진단받은 환자의 25~50%는 이미 통증을 경험하고 있습니다. 아프기 때문에 병원에 온 것이지요. 병이 진행되면서는 75%가 통증을 경험합니다. 암 환자의 통증, 어떻게 다스려야 할까요?

암 환자의 통증

통증은 누구나 고통스럽습니다. 이것에 미리 공포심을 갖는 것두 좋지 않지만, 통증을 느끼면서 억지로 참는 것도 좋지 않습니다. 의학적으로, 암으로 인한 통증은 암세포로 인해 주변 조직이 파괴되거나 압박을 느끼는 과정에서 나타나는 직접적인 통증과, 그에 연관돼 공포를 느끼는 것 모두를 말합니다. 암 환자 모두가 통증을 똑같이 느끼는 건 아닙니다. 통증에 대한 강도는 사람마다 다소 차이가 있습니다. 통증의 원인도 다양하고요. 수술, 항암, 방사선 치료를 받으면서 생기는 고통도 큽니다. 방사선 치료를 받으면 주변 조직이 단단해져 죄는 듯한 압박을 느낍니다.

암 환자가 통증을 느낀다면 이를 적극적으로 관리해야 합니다. 통증이 지속되면 삶의 질이 떨어지기 때문입니다. 통증 때문에 잠을 못 자고 식사를 제대로 못 하는 건 물론, 생각·대화·거동을 제대로 못해 생활 자체가 잠식당할 수 있기 때문입니다. 밤새 아파서 잠을 못 잘 정도라면, 어떤 약을 써도 치료 효과가 떨어집니다. 먼저 통증을 다스려 인간적인 생활부터 하도록 하는 게 순서입니다. 통증은 어떻게 다스려야 할까요?

진통제에 대한 오해

육체적인 고통을 느낀다면 진통제를 먹는 게 정상입니다. 하지만 많은 환자가 통증이 생겨도 진통제 먹기를 두려워합니다. 선입견 때문입니다. 통증을 호소하면 의사가 통증의 원인인 암을 치료하는 데 전념하지 않고 통증 완화에 관심을 돌리지 않을까 하는 걱정, 통증이 질병 악화를 의미한다는 생각에서 오는 두려움, 마약성 진통제를 사용해 나중에 중독되지 않을까 하는 우려, 처음부터 진통제를 사용하면 내성이 생겨 나중에 정말 아플 때 약이 듣지 않을 것이라는 막연한 추측……. 이런 것들 때문에 통증 치료를 주저합니다. 하지만 통증 앞에 미련스러운 곰이 돼선 안 됩니다. 통증은 참을 만하면 참지만, 참지 못할 정도가 되면 적극적으로 다스려야 치료에 도움이 됩니다. 통증으로 잠을 못 자거나 식사를 못하면 몸은 더욱 쇠약해집니다. 암을 이겨낼 힘이 없어지기 때문입니다.

정말로 아파서 진통제를 쓸 경우에는 절대로 중독되지 않습니다. 일반적으로 의사들은 진통제 처방을 내릴 때 세계보건기구의 3단계 진통제 사다리의 지침에 따라 처방을 내립니다. 경미한 통증일 때는 비마약성 진통제와 진통 보조제, 중등도의 통증에는 약한 마약성 진통제나 비마약성 진통제, 진통 보조제, 심한 통증일 때는 강한 마약성 진통제나 비마약성 진통제, 진통 보조제를 처방합니다. 진동 보조제는 진통 효과를 강화해주며 마약성 진통제의 용량을 줄이는 역할을

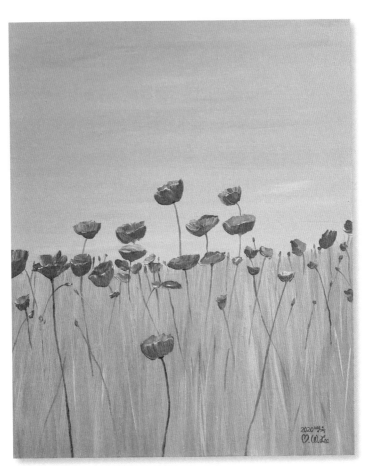

⟨들녘의 꽃 양귀비⟩, 2021

합니다. 진통제를 투여하면 의사들은 일정 시간을 지켜보면서 그 효과를 확인합니다. 그 과정에서 용량이 적정한지 진통제가 잘 듣는지 등을 판단합니다. 그러므로 환자들은 진통제 처방에 너무 걱정하지 않아도 됩니다. 불안하다면 어떤 진통제를 투여하는지 물어봐도 좋습니다.

정리하면, 견딜 만한 데까지는 통증을 참고, 견디지 못할 정도면 진통제를 처방받고, 통증 자체를 덜 느끼려고 노력하세요. 마음을 담대하게 먹으면 고통을 덜 느끼게 됩니다. 겁이 많은 사람이 두려움을 훨씬 크게 느끼고 통증도 더 많이 느낍니다. 환자가 담대한 마음을 가질 수 있도록 보호자는 옆에서 환자의 마음을 편안하게 해주세요. 정신과 영혼이 고통을 모르면 육신의 고통은 훨씬 줄어듭니다.

암 환자들은 육체적 고통 못지않게 정신적 고통도 많이 겪습니다. 돈이 없어서 불안하고, 직업을 잃어 허탈하고, 죽음에 대해 공포를 느끼고, 가족에게 짐이 되는 것 같아 우울해합니다. 이런 정신적인 고통까지 다스려야 암 환자에게 인격적인 삶이 주어집니다.

모두 마음이 평안한 하루하루를 보내시고, 덩달아 몸도 편안하길 기원합니다. 사랑하고 축복합니다.

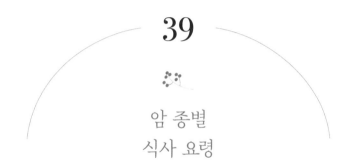

39

암 종별
식사 요령

아침 맛있게 드셨나요? 식사는 우리 건강의 기초를 다지는 아주 중요한 행위입니다. 무엇을 어떻게 먹는지에 따라 건강이 달라집니다. 여기서는 암 종류에 따른 식사 원칙에 대해 알려드리려 합니다.

대장암: 해조류 많이 먹어야

먼저 대장암입니다. 대장암은 식습관과 밀접한 관계가 있는 암입니다. 대장의 연동운동을 촉진하고 대변의 양을 늘리는 식이섬유가 풍부한 식품을 먹어야 합니다. 김, 다시마, 미역, 파래 같은 해조류는 식이섬유도 풍부하고 몸에 좋은 미네랄까지 함유하고 있어서 대장암 환자에게 아주 좋습니다. 육류와 지방질이 많은 음식은 피하세요. 대신 콩이나 지방이 없는 살코기로 단백질을 보충하면 좋습니다. 소화가 잘 안 되거나 소화 시간이 긴 오징어, 낙지 같은 음식은 삼가는 게 좋습니다.

위암: 부드러운 음식 조금씩

식사의 영향을 많이 받는 또 하나의 암은 위암입니다. 위암 환자는 소화가 잘되는 음식을 오랫동안 씹어 먹는 습관을 들이세요. 위암 환자의 경우, 위의 일부 또는 전체를 절제한 경우가 많아서 음식을 조절하기가 까다롭습니다. 장이 위의 역할을 대신하기 때문에 한꺼번에 많이 먹는 것은 피해야 합니다. 식사할 땐 6~8회로 나눠 조금씩 먹는 게 좋습니다. 소화 기능이 떨어지기 때문에 소화하는 시간을 길게 잡고 충분히 씹어서 죽과 같은 상태로 삼켜야 합니다. 소화가 잘되게 하고 더부룩한 느낌이 들지 않게 하려면 물을 자주 마시는 게 좋습니다.

간암: 고단백 식품 필수

간암은 다른 암에 비해 음식의 영향을 덜 받는 편이지만, 간이 안 좋으면 에너지를 충분히 만들어내지 못하기 때문에 쉽게 기력이 떨어집니다. 이를 방지하기 위해 충분한 열량을 섭취하는 게 좋습니다. 고기나 지방질 음식은 열량을 내기는 쉽지만 체지방으로 쌓일 수 있으므로 콩이나 생선 같은 고단백 식품을 많이 챙겨 먹어서 열량을 충족하면 좋습니다. 보리, 메밀, 옥수수, 수수, 기장, 귀리, 통밀, 현미 등 전곡류를 먹는 것도 도움이 됩니다. 모든 암이 그렇지만 간암 환자는 특히 절대 술을 마시면 안 됩니다.

폐암: 비타민 섭취 중요

흡연으로 인해 폐암이 생겼다면 비타민과 무기질이 결핍됐을 가능성이 큽니다. 이때는 항산화물질이 풍부한 채소와 과일을 충분히 섭취하길 권합니다. 농약을 안 친 채소와 과일을 익히거나 절이는 등 조리 과정 없이 날것으로 그냥 먹으면 좋습니다. 또 암으로 폐가 손상되면 기침이 많이 나서 음식을 먹는 게 힘듭니다. 가급적 삼키기 쉬운 부드러운 음식을 잘 씹어 먹는 게 좋습니다. 음식의 온도도 신경 써야 합니다. 기도와 식도가 폐와 가깝게 위치해 있기 때문에 너무 뜨겁거나 찬 음식을 먹으면 폐에 자극이 갈 수 있기 때문입니다.

유방암: 지방 섭취 자제를

유방암 환자는 체지방을 만들지 않는 식사를 해야 합니다. 동물성 지방이나 탄수화물의 섭취를 줄이는 게 첫째입니다. 포만감을 주면서도 체지방을 만들지 않는 신선한 채소와 과일을 충분히 챙겨 먹는 게 좋습니다. 매 끼니마다 다양한 색깔의 채소와 과일을 골고루 섭취하세요. 반대로 설탕이 많이 든 음식은 피해야 합니다.

자궁내막암: 열량 낮은 식품으로

자궁암 중에서도 내막암은 음식의 영향을 많이 받는 편입니다. 유방암과 같이 체지방이 문제가 될 수 있기 때문에 가급적 탄수화물, 동물성 지방, 콜레스테롤 함량이 높은 음식은 안 먹는 게 좋습니다. 해조류, 버섯류같이 식이섬유가 많고 열량을 적게 내는 식품을 주로 섭취하세요. 짠 음식도 피해야 합니다.

모든 가공식품을 멀리하세요

암의 종류와 관계없이 모든 암 환자가 피해야 할 게 있습니다. 가공식품입니다. 엄밀히 따지자면 식품첨가물을 피해야 합니다. 만두, 소시지, 햄, 라면, 마요네즈 등 우리 생각보다 훨씬 많이 먹고 있는 가공식품들 속에는 어떤 식으로든 식품첨가물이 포함돼 있습니다. 착색제, 방부제, 강화제, 유화제, 안정제, 살균제, 산화방지제, 발색제, 응고제 등 그 종류만 하더라도 350여 가지나 됩니다. 물론 먹어도 괜찮다고 인정받은 것들이지만, 면역력에 미치는 영향까지는 헤아리지 못한 것들이 대부분입니다. 이런 화학물질은 우리 몸속에서 산화물질을 만들거나, 축적돼 알레르기를 일으킵니다. 결국 면역력이 약화된다는 의미입니다.

가공식품은 시간과 장소에 구애받지 않고 먹고 싶을 때 먹을 수 있고, 간편하다는 장점이 있습니다. 하지만 그 장점을 누리는 대가는 몸의 면역력 저하입니다. 심지어 특정 식품첨가물은 발암성 성분을 포함하고 있기도 하니, 암 환자라면 멀리하는 게 맞습니다. 가공식품을 아예 안 먹을 수는 없겠지만 어쩔 수 없이 먹어야 한다면 위생 시설이 잘 갖춰진 제조업체에서 생산된 것을 골라, 뜨거운 물에 데치거나 익혀 먹고, 감자, 양파, 당근, 버섯, 마늘 등 자연식품 재료를 함께 넣어 조리해 먹는 게 그나마 낫습니다.

우리가 먹는 음식이 우리 몸을 만듭니다. 좋은 것 드시고 건강한 몸 만드시길 바랍니다. 사랑하고 축복합니다.

5부

◇◇◇

삶의 질을 지켜주세요
_가족과 함께

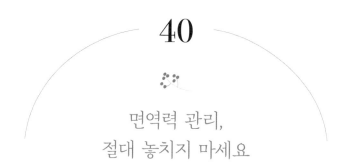

40

면역력 관리,
절대 놓치지 마세요

사람의 몸을 이루는 메커니즘은 전부 알기 어렵습니다. 206개의 뼈는 1톤가량의 충격을 흡수할 수 있고, 망막을 이루는 1억 3000만 개의 세포는 세상 그 어떤 카메라도 흉내낼 수 없는 다양한 상을 포착합니다. 하루에 10만 번 이상 펄떡펄떡 뛰는 심장도 있습니다. 1.4kg밖에 안 되는 작디작은 뇌 속에는 500억 개의 신경세포가 소우주를 형성하고 있지요.

인간이라는 생명이 살아있는 것은 그 자체가 신비로운 일이고 기적입니다. 유물론적인 세계관에서 인간의 육신이 죽어서 남기는 것은 비누 서너 장을 만들 수 있는 지방과 코크스(구멍이 많은 고체 탄소연료), 성냥개비 몇 개를 만들 수 있는 황뿐입니다. 그러나 지방, 코크스, 황과 같은 것들이 인간의 생명 활동을 대변할 수는 없습니다.

면역 체계, 인간이 가진 방어 기구

인간 생명 기적의 중심에는 생체 방어 기구가 있습니다. 즉, 면역 체계가 조화롭게 구성돼 있기에 우리 몸에 침투하는 균을 막아내고 건강을 유지할 수 있는 겁니다.

가장 자연스러운 치료 방법은 이러한 인간의 본질에 입각한 치료법일 겁니다. 인체가 기본적으로 가진 면역력을 최대한 증강시키는 겁니다. 병이 가벼울 때는 의학에 의존하기보다 인간의 자연 치유력을 존중하는 치료가 좋습니다.

감기에 걸리면 저는 물을 많이 마시고, 푹 쉬고, 잘 자고, 과일과 채소를 많이 먹고, 마음을 편히 가지려 하고, 기도합니다. 이렇게 하면 아무리 독한 감기더라도 하루 만에 이겨내기도 하고, 길어도 며칠을 넘기지 않습니다. 감기는 약을 먹어도 7일 정도면 낫는 병입니다. 약을 먹으나 자연치유에 의지하거나 치료 기간은 동일하다는 뜻입니다.

최선책, 그다음은 현명한 차선책

똑같은 방법을 암을 치료하는 데 적용하면 어떻게 될까요? 몸속에 암세포가 있더라도 암에 걸리기 전과 다름없는 생활을 할 수 있고 수명 또한 연장된다면 암세포가 몸에 있다는 사실이 문제될 게 없습니다. 암세포가 문제를 일으키지 않게 잘 달래어 같이 사는 것은 암과 싸워 이겨낼 신통한 방법이 없기 때문에 차선책으로 선택하는 방법이기는 합니다. 하지만 그렇게 해서 잘 살아낼 수 있다면 그것도 의미 있는 치료일 겁니다.

공존의 지혜를 익히기 위해서는 갖추어야 할 태도가 있습니다. 가장 중요한 것은 너무 조급해하지 말라는 겁니다. "왜 암을 완전히 없애지 못하나요? 전부 없애주세요!" 그럴 수만 있다면 당연히 완전히 없애는 것이 정답입니다. 그래서 암 치료를 위한 첫 번째 방법으로 수술이나 항암 치료를 선택하는 겁니다.

암 치료를 위한 두 번째 방법은 면역력을 극대화하는 것입니다. 제가 하는 치료의 핵심은 환자가 가진 면역력을 극대화해서 암에 잘 견딜 수 있는 신체를 만드는 것입니다. 그래서 면역증강제를 처방하기도 합니다. 신체뿐 아니라 정신적인 면역을 강화해 암에 견딜 수 있게 하는 것도 중요합니다. 나을 수 있다는 확신과 스트레칭, 체조, 필라테스 같은 운동, 항암력을 높여주는 식품, 면역력을 증강시키는 약이나 식품, 신앙, 아로마 치료, 웃음 치료, 눈물 치료, 암 가족 치료 등도 면역력 강화에 적극적으로 활용할 수 있습니다.

이 중에서 가장 적극적으로 권장하는 건 가족 간의 사랑과 회복, 마음의 평화입니다. 심신이 기쁨을 느끼면 세포가 춤을 춥니다. 그러면 면역력이 저절로 높아지고, 면역력이 높아지면 삶의 질이 높아집니다. 항암 치료를 하다 보면 면역력이 떨어져 감기만 걸려도 목숨이 왔다 갔다 하는 경우가 많은데, 면역력 관리를 잘했다면 이럴 때 덜 아플 것입니다.

인체의 면역력은 면역증강제로도 어느 정도 높일 수 있습니다. 하지만 궁극적으로는 육체와 영혼의 건강이 균형을 이루는 것이 면역을 극대화한다는 점을 늘 기억하면 좋겠습니다. 오늘, 많이 웃고 사랑하셔서 면역력을 한껏 올려보시길 바랍니다. 사랑하고 축복합니다.

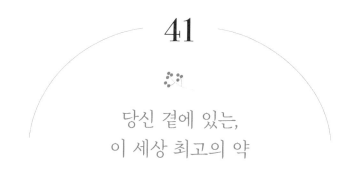

41

당신 곁에 있는,
이 세상 최고의 약

행복한 하루 보내고 계신가요? 가족들과 따뜻한 대화도 나누셨나요? 암 환자에게 너무나도 중요한 가족의 역할에 대해 얘기하려 합니다. 사랑하는 이들과 이 글을 함께 읽으시면 더욱 좋겠습니다.

보호자, 두 번째로 힘든 사람

세상에서 가장 힘든 사람이 환자라면, 세상에서 두 번째로 힘든 사람은 보호자입니다. 모두 위로기 필요한 사람들이기 때문에, 서로가 서로를 위로하면서 함께 투병해나가야 합니다. 마주보기보다 같은 방향을 바라보며 묵묵히 동행하는 것이 좋겠고요.

몇 해 전, 남편 얼굴이 꼴도 보기 싫다고 말하던 환자 한 분이 있었습니다. 그분은 왼쪽 유방에 암이 생겨 수술을 받은 뒤, 림프절에 전이되어 항암 치료를 받는 와중에 남편과 함께 저를 찾아오셨습니다. 진료실에서 함께 얘기를 나누던 중 남편 분에게 부인을 꼭 안아주라 요청했습니다. 남편이 포옹하는데도 환자 분은 고개를 홱 돌리셨습니다. 남편에게 고맙다고 말해보라는 요청에는 '왜 그런 낯간지러운 말을 시키느냐'라며 불평하셨고요.

그러던 분이 남편과 함께 면역 치료를 받으러 2년간 꾸준히 저를 찾아오시더니, 나중에는 서서히 마음을 열었습니다. 힘들 때마다 서로 울면서 위로하고, 감사 인사를 주고받고, 안아주면서 부부 사이가 전보다 훨씬 좋아진 겁니다. 지금은 '남편의 모든 것이 사랑스럽다'며 '매일 함께 살아가는 것에 감사하고, 아침에 함께 눈을 뜬다는 게 또 감사하다'고 말하십니다. 남편 역시 '아내가 암에 걸린 이후로 그 전에는 몰랐던 새로운 삶을 사는 것 같다'며 '처음 사랑에 빠졌을 때의 마음도 회복됐다'고 합니다.

이렇듯 부부 사이는 남편이 아내를 섬기고, 아내가 남편을 섬기다 보면 자연히 좋아집니다. 그런 부모의 모습을 보면 자녀도 부모를 섬기고, 더 나아가서는 가족이 사회를 섬기는 삶을 살게 됩니다. 가정이 화목하면 건강도 찾아옵니다. 저는 때때로 환자의 집을 방문해 투병 환경을 확인하는데요, 가족 구성원 사이에 냉기가 도는 집의 문을 닫고 나올 때면 제 가슴에서 통증이 느껴집니다. 이런 환경에서는 환자가 회복하는 게 쉽지 않습니다. 가족 사이에 훈풍이 도는 집을 만들어야 합니다. 관계가 회복돼야 암 투병의 결말도 좋아집니다.

대화 방식을 바꿔야 환자도 가족도 행복합니다

가족 관계는 어떻게 회복할 수 있을까요? 먼저, 대화 방식부터 바꿔야 합니다. 암에 걸려서 환자와 보호자로 나뉘는 순간, 남과 북에 있는 사람처럼 대화가 잘 안 통하게 됩니다. 환경이 달라지기 때문이지요. 환자 입장에서는 모든 게 억울하고 슬프고 우울합니다. 마음이 그러니 말도 다르게 들립니다. 흔히 "환자가 되는 순간 사람이 변한다"라고 하는데, 사람이 변하는 게 아니라 변한 환경에 맞추어 생각하다 보니 그렇게 되는 것입니다. 이럴 땐 환자와 보호지 모두가 화법을 바꿔야 합니다. 환자는 직접화법으로, 보호자는 간접화법으로 말해보세요. 환자는 보호자에게 원하는 게 있으면 있는 그대로 말하는 게 낫습니다. "인삼이 비싼가?"라고 묻는 대신 "인삼이 먹고 싶어"라고 하셔야 합니다. 그래야 보호자는 환자가 원하는 것을 수월하게 준비해줄 수 있습니다. 반대로 보호자는 "잘 안 먹으니 몸이 성치 않지"라는 말 대신 "입에 쓰겠지만 한 술이라도 먹으면 좋겠어"라고 에둘러 말하는 게 좋습니다. 보호자는 말로 환자의 인내심을 시험하지 마세요. "안 먹으면 어떻게 되겠어?", "당신이 안 먹으니 나도 덩달아 못 먹겠네"라는 말은 하지 말아야 합니다. 상대는 아픈 사람입니다. 보호자가 환자에게 전달해야 하는 건 말이 아니라 사랑입니다. 사랑을 담아 진심을 전하세요.

환자 대접 말고 '구성원'으로 존중해주세요

만약 힘이 나고 격려가 되는 말을 해주고 싶은데 말로는 어색하다면, 행동으로 보여주세요. 포옹하거나 가만히 부드러운 눈길로 바라만 봐도 괜찮습니다. 말로 싸울 바에는 차라리 안아버리는 겁니다. 슬쩍 어깨를 감싸거나 손을 잡아주는 손길도 '오케이'입니다.

그리고 중요한 게 또 하나 있습니다. 관심을 주되, 환자 대접은 하지 않는 게 좋습니다. 보호자는 환자를 배려한다고 하는 행동이, 환자에게는 박탈로 느껴질 수 있습니다. 막연히 도와야겠다는 생각만으로 환자의 생활을 결정하면 안 됩니다. 환자는 환자로 대접받는 순간 위축됩니다. 그리고 그 순간부터 약해집니다. 일상을 포기하면 생활의 활력이 떨어지고, 이는 암 치료에 부정적인 영향을 줍니다. 가정에서도 직장에서도 환자의 자리를 지켜주세요.

가족의 사랑은 암도 낫게 합니다

세상에 가족만큼 환자의 아픔에 공감하는 사람은 없을 겁니다. 모든 것을 희생해서라도 환자를 꼭 살리고 싶다는 마음도 가지고 있을 겁니다. 그게 바로 가족입니다. 말이든 행동이든 서로가 서로를 사랑하는 마음을 충분히 표현하길 바랍니다. 30대 중반의 위암 환자가 복막에 다 전이된 상태에서 저를 찾아온 적이 있습니다. 수술이 어렵다고 해서 항암 치료를 받으며 남편과 함께 면역 치료를 시작했습니다. 남편은 아내를 지극정성으로 챙기고, 회사를 휴직하며 병간호를 했습니다. 아내는 남편의 지고지순한 돌봄을 받으며 사랑을 온전히 느꼈습니다. 이 환자는 8개월 뒤, 위에 있던 암이 다

사라졌습니다. 남편의 지극정성이 하늘을 감동시켜 하늘이 고쳐주셨다고 저는 생각합니다.

가족의 사랑은 암을 잘 이겨내도록 돕고 심지어는 암을 낫게도 해줍니다. 모든 것은 함께 나누면 가벼워집니다. 가족과 함께 아픔을 나누고, 사랑을 채우고, 서로가 얼마나 소중한 존재인지 뼈저리게 느껴보세요. 본질은 사랑입니다. 긴긴 투병 생활 동안 가족의 사랑을 끝까지 지켜내세요. 사랑하고 축복합니다.

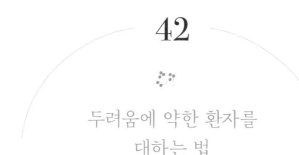

42

두려움에 약한 환자를
대하는 법

암에 걸린 사람들은 육체가 힘들 뿐 아니라 조울증과 우울증 등 정신적인 외상도 큽니다. '당신은 죽을지도 모를 병에 걸렸다'라고 하는데 절망하지 않을 사람이 없습니다. 두려움에 약한 사람이 우울증에 잘 걸립니다. 온실 안의 화초처럼 별탈 없이 살아왔거나 여태껏 겪어온 일 중 가장 큰 재난이 암인 사람이라면 더욱 휘청거립니다.

부족함 없이 살아온 환자

암 환자 중에는 우울증이나 조울증 등 정신적 외상을 겪고 있는 사람이 많은데, 남성보다는 여성이, 여성 중에서도 남편에게 존중받으며 큰 부족함 없이 살던 쪽이 우울증에 걸리는 경우가 많습니다. 이들은 여태껏 아무런 걱정 없이 보호받으며 살아왔기 때문에 정신적으로 단련될 기회가 적었습니다. 세상을 살아가는 데 필요한 강한 심성을 갖추기에는 충분한 경험을 하지 못했습니다. 따라서 쉽게 우울증에 빠지게 됩니다.

제 환자 중에 아내를 참으로 잘 섬기는 남편이 있는 환자가 있었습니다. 남편에게 존중받으며 살아온 덕분에 마음고생 한 번 안 하고 결혼 생활을 30년간 해온 분이었지요. 유방암으로 제게 왔을 때는 이미 한쪽 유방을 절제하는 수술을 받았는데도 암세포가 간으로 전이돼 이미 4기 판정을 받은 상태였습니다. 약물 치료 후유증과 우울증으로 인해 진료실에 들어서는 그의 얼굴은 이미 어둡게 그늘져 있었습니다.

"저 안 이상해요?" 그 환자는 진료를 마치고 나갈 때마다 자신의 안색이 창백하지 않느냐며 간호사를 잡고 몇 번이나 물어봤습니다. 그만큼 사는 데 용기와 자신감이 없다는 반증이었습니다. 그럴 때마다 저는 "괜찮아졌습니다. 좋아요"라고 답했습니다. 실제 숫자상으로는 면역 수치가 조금 떨어졌더라도 '좋아졌다'는 확신을 심어주었습니다.

곧이곧대로 "2주 전보다 좀 떨어졌습니다"라고 한다면 그 환자는 그날 집에 가서 잠을 이룰 수 없었을 겁니다. 의사가 거짓말하는 게 옳은 것이냐고 묻는 사람도 있을 겁니다. 그러나 반드시 알리지 않아도 되는 것들, 말하지 않더라도 특별히 문제되지 않는 것은 묻어두는 게 환자를 위해 좋다고 생각합니다. 다만, 조용히 보호자에게는 따로 알려주어야겠지요.

암 환자를 대할 때 필요한 화법

저는 환자가 안심하도록 호탕하게 말하면서도, 때로는 환자를 다잡기 위해 강하게 말하곤 합니다. 이처럼 보호자는 환자를 세심하게 다뤄야 합니다. 특히 평소 응석받이 기질을 가진 환자라면 더욱 그렇습니다. 이런 환자는 기분이 좋아졌다 우울해졌다를 반복하는 조울증에 빠지기 쉽습니다. 밥 먹고 싶다고 해서 차려주면 몇 숟가락 들지 않고 금세 입맛 없다며 홱 돌아 앉아버리지요. 이런 환자들은 한편으로는 받아주면서, 중요할 때는 단호하게 이야기해서 반드시 따르게 해야 합니다. 그래야 투병이 원활합니다.

앞서 말한 유방암 환자는 남편이 이것저것 하라고 시키면 또 그런대로 잘 해내곤 했습니다. 밥을 안 먹으면 남편이 다 먹어야 한다고 호통을 쳐서라도 먹이고, 운동을 안 하려고 하면 달래서 밖으로 데리고 나갔습니다. 남편은 더할 나위 없는 신사였는데, 갖은 변덕을 다 받아주면서도 한편으로는 엄한 아버지처럼 아내를 다잡았습니다. 그 환자가 잘 투병한 건 전적으로 남편 덕이 큽니다. 심성이 약한 사람에게는 이렇듯 든든한 보호자가 필요합니다.

어느 정도 시간이 흐르자, 그 환자는 처음 진료실에 들어설 때와 달리 얼굴이 아주 밝아졌습니다. 본래의 멋쟁이 모습으로 돌아왔습니다. 가끔은 농담도 던집니다. "남편한테 한쪽만 있어도 많이 사랑해달라고 했어요." 유방복원술을 하지는 않았지만, 여성으로서의 자신감도 회복했습니다. 자신의 잃어버린 한쪽 유방을 자신감으로 채운 것이지요.

이렇듯 보호자가 큰 힘이 되어줄 때 환자의 몸과 마음은 더 잘 회복한다는 걸 기억하세요. 사랑하고 축복합니다.

43

'암밍아웃' 하십시오,
정면 승부가 답입니다

여러분은 '암밍아웃'을 하셨나요? 암밍아웃이란 '암'과 '커밍아웃'의 합성어로, 암에 걸린 사실을 다른 사람에게 밝힌다는 의미를 가진 신조어입니다. 암에 걸리면 '내가 암 환자라는 것을 다른 사람에게 알려야 할까?'와 같은 고민이 생길 수 있습니다. 서양 국가들에서는 암 투병을 주변인들에게 솔직하게 말하는 게 보편적이지만 동양에서는 알리지 않는 게 좋다고 여기는 경우가 많지요.

암을 알리는 것이 머뭇거려지나요

저는 환자에게 주변 사람들에게 암이라는 사실을 알리기를 권합니다. 암 환자가 여생을 보람차게 살고, 정리할 것을 정리하고, 극복하기 위한 의지를 키우고, 정면 승부하기 위한 마음을 다지는 기회가 될 수 있기 때문입니다. 만약 주변에 사실을 알리는 것이 머뭇거려진다면 진정 암을 극복하기에는 다소 미흡한 심리 상태라고 해도 과언은 아닙니다.

'나는 꼭 나을 수 있다, 나는 극복한다, 나는 예외다, 나는 살아남는다'라는 마음의 확신이 생기면 암을 고백하는 게 쉬워집니다. 가까운 사람들에게 당당하게 암을 알리고 자신을 위해 기도해달라고 하면 더 많은 사람에게 도움을 받을 수 있습니다.

무엇이든지 암 환자라고 해서 꺼릴 필요가 없습니다. 나만 아프고 저 사람은 건강한 게 아니라, 건강한 사람 누구라도 암에 걸릴 수 있기 때문이지요. 어쩌면 내 암은 발견되었고, 다른 사람의 암은 아직 발견되지 않았을 뿐일지도 모릅니다. 그러니 자신이 암 환자라는 사실을 너무 자책하지 않아야 합니다.

암이 있는 건강한 사람

암 환자라 하더라도 몸속 세포의 97~99%는 건강합니다. 겨우 1~3%의 암세포로 인해 자신을 환자라고만 생각하지 마세요. '암이 있는 건강한 사람'이라는 태도로 투병할 필요가 있습니다. 그래야 자극이 됩니다.

긍정적인 생각은 긍정적인 마음을 가지게 하고 긍정적인 언어 습관을 만듭니다. 불평, 불만, 증오, 분노로 우울해할 게 아니라, 암에 걸렸더라도 감사, 은혜, 사랑, 용서, 축복과 같은 마음을 가지길 바랍니다. 암을 자신만 알고 있는 비밀로 꽁꽁 숨기다 보면 감사하는 마음을 갖기가 쉽지 않습니다.

암은 부끄러워 할 일도 아니고, 숨겨야 할 일도 아닙니다. 주변인들에게 솔직하게 알리고 할 수 있는 모든 방법을 동원해달라 요청하길 권합니다. 식사, 운동, 명상 등 암 환자는 자신을 살뜰하게 돌봐야 하는데, 암을 숨기다 보면 이런 행동들에 제약이 생깁니다. 건강이 허락하는 범위 안에서 하던 일을 계속하고 사람들과 단절되지 마세요. 보호를 받으며 함께 이겨나간다는 생각을 갖고 힘내시기를 바랍니다! 사랑하고 축복합니다.

44

더운 날 아이스 아메리카노,
그림의 떡일까요?

암에 걸리고 환자들이 가장 적응하기 어려워하는 게 뭘까
요? 환자복, 환자식, 병원 냄새……. 많은 것이 있겠지만 그
중에서 제일 힘들어하는 게 보호자의 잔소리입니다. "이걸
또 먹으려고요?", "찬물 말고 미지근한 물 마셔요", "커피는
안 돼요" 같은 잔소리를 들으면 환자들은 감옥에 갇힌 것만
같다고 합니다. 심지어 '감옥에서는 커피라도 마실 수 있지'
라는 생각이 들 정도라고 하니, 그 괴로움이 오죽할까 싶습
니다.

규칙보다 중요한 건 행복

암 환자가 가장 먼저 빼앗기는 것은 '맛'입니다. 식사에 규칙이 있어야 하지만, 그보다 먼저 생각해야 하는 것은 행복한 투병 생활입니다. 장기전으로 가야 하는데, 처음부터 보호자가 모든 것을 빼앗아버리면 그만큼 적응이 힘들어집니다. 수술하거나 항암 치료를 하고 있으면 의사들은 보호자에게 "가급적 찬물을 먹이지 마세요"라고 합니다. 찬물이 몸을 자극하기 때문입니다. 그러나 이유 없는 열감에 시달리는 환자들은 미지근한 물을 마시는 걸 죽기보다 싫어합니다.

물맛이 가장 좋은 온도는 섭씨 4~14도입니다. 찬물이지요. 반대로 가장 맛없는 물의 온도는 체온과 비슷한 섭씨 30~40도입니다. 환자들에게 마시라고 권하는 미지근하거나 따뜻한 물이 바로 가장 맛이 없는 겁니다. 물은 원래 미량의 미네랄 때문에 특유의 물맛이 납니다. 찬물일 때는 그 맛이 강해집니다. 미지근한 물에서는 아무 맛도 느껴지지 않습니다. 게다가 찬물일 때는 용존산소량도 훨씬 많습니다. 그런데 미지근한 물이 몸에 좋다고 알려진 이유는 체온과 비슷해서 흡수가 빠르기 때문입니다.

찬물은 많이 마시기 어렵기 때문에 환자에게 미지근한 물을 많이 권하는 보호자들이 있습니다. 또 체온이 1도 오르면 면역력이 증가한다고 알려져 있어 막연히 찬물보다는 따뜻한 물이 몸에 더 좋을 것이라 여깁니다. 이 말은 부분적으로는 맞지만, 모든 상황에 적용할 수 있는 것은 아닙니다. 찬물한 잔으로 체온이 내려가지는 않습니다. 어떤 경우든 찬물을 못 마실 이유는 없습니다. 환자가 그저 시원하고 맛있게 물을 마시는 게 더 중요합니다. 다만, 저는 암 환자가 찬물을 마실 때면 꼭꼭 씹어 삼키라고 권합니다. 꼭꼭 씹다 보면 물이 조금 미지근해지면서 목구멍을 내려갈 때 자극이 덜하게 됩니다. 침 속 소화효소와 섞이기도 하고요.

커피 한 잔의 의미

물과 함께 또 하나의 논쟁거리로 꼽히는 게 기호 식품입니다. 대표적인 게 커피입니다. 환자가 커피를 매일 달고 사는 게 아니라면 보호자는 한 발 양보해도 괜찮습니다. 커피 한 잔의 유혹은 끊기 어렵습니다. 커피를 좋아하는 이들은 향만 맡아도 행복하다고 합니다. "시원한 아메리카노 한 잔만!", "커피 한 잔만 마시면 소원이 없겠어요"라며 호소하는 환자들에게, 저는 들키지 말고 슬쩍 마시라고 한 적도 있습니다.

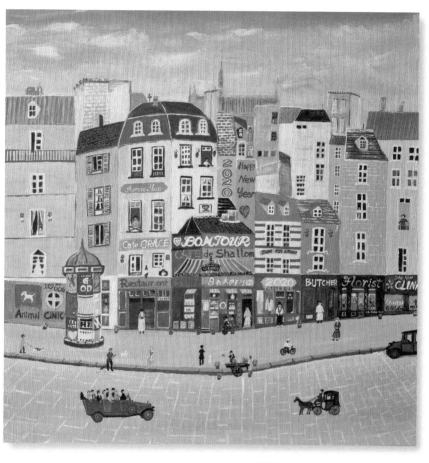

〈행복한 Bonjour거리 풍경〉, 2020

커피 한 잔일 뿐이지만 환자 입장에서 그것은 '정상적인 생활'과 '환자의 생활'을 가르는 벽입니다. '암 때문에 커피도 못 마시는구나'라고 울적해하는 것보다 한 잔 맛있게 마시고 투병을 씩씩하게 하는 게 낫지 않을까요? 다만, 너무 자주 마시지는 말고, 일주일에 한두 잔 정도 즐기세요. 약을 먹기 전후 시간에는 피하는 게 좋습니다.

기호 식품은 환자 입장에서는 '사람답게 산다'라는 여유를 느끼게 해줍니다. 맛과 영양도 중요하지만 커피가 내려지는 순간의 기다림, 구수한 향이 가져다주는 희열은 참기 어렵습니다. 커피 한 잔과 아름답고 운치 있는 음악은 투병 생활에 오히려 플러스로 작용할 수 있습니다.

술·담배는 용납 안 돼

하지만 기호 식품 중에서도 술과 담배는 금지입니다. 끝까지 고집하는 환자가 있지만, 이는 커피와 엄연히 다릅니다. 확실한 발암물질이기 때문입니다. 보호자들은 술과 담배에 대한 환자의 요구에는 결코 양보하지 말아야 합니다! 차가운 물도 좋고 시원한 아메리카노도 괜찮습니다. 무더운 여름, 암을 슬기롭게 이겨내세요. 사랑하고 축복합니다.

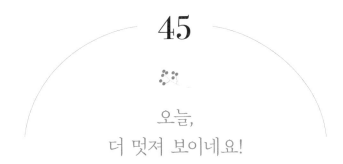

45

오늘,
더 멋져 보이네요!

　암에 걸리면 잃는 게 많습니다. 그중 하나가 외모입니다. 머리카락이 빠지고, 피부가 창백해지고, 눈이 움푹 들어가고, 눈 밑이 검어지고, 몸에 반점이 생기기도 하고, 손발이 검게 착색되기도 합니다. 환자는 하루하루 변하는 자신의 모습을 보며 '아, 나는 이제 건강한 사람의 몰골이 아니구나' 하고 절망할 수 있습니다.

암 환자의 외모와 심리 변화

　대부분의 환자는 외모 변화에 민감합니다. 외모로 인해 자존감을 되찾을 수도 있고, 반대로 자존감이 꺾일 수도 있습니다. 환자들의 외모 판단 기준은 일반인처럼 예쁜가, 예쁘지 않은가 하는 종류가 아닙니다. '아프기 전후, 특히 지금과 얼마나 다른가' 하는 것이지요.

환자들은 자신이 아프기 전의 모습을 기억합니다. 다른 사람 만나는 걸 기피하거나 다른 사람들 앞에 잘 나서지 않으려고 하는 데에는 이런 외모 변화에 따른 자신감 상실이 큰 부분을 차지합니다. 고통과 공포 앞에 외모를 따지는 게 무슨 배부른 소리냐고 할지 모르지만, 외모를 잃어간다는 건 일반 사람들이 상상할 수 없는 정신적 고통을 수반합니다. 자신감을 잃는 것, 인간에게 그만큼 가혹한 형벌은 없습니다. 자신감을 잃으면 자존감도 잃게 되고, 스스로 존귀하다고 생각하지 못하게 되어 심리적으로도 크게 위축됩니다.

생기 넘치는 투병 생활

오늘 멋지게 하고 오셨네요. 스카프가 아주 잘 어울려서 지나가는 사람들이 다 쳐다보겠어요.

— 딸이 사줬어요. 화장하라고 립스틱도 사주고요.

환자 중에 3개월 정도밖에 생존하지 못할 거라고 했는데 몇 년째 활기차게 생활하고 있는 분이 있습니다. 그분은 화장도 하고, 화려한 스카프도 멋스럽게 매고, 옷도 산뜻하게 입는 멋쟁이 할머니입니다. 겉모습만 봐서는 누구도 그분이 암에 걸렸다고 생각하기 어렵습니다. 그 모든 게 엄마를 살뜰히 챙기는 곰살궂은 딸들 덕분이겠지만, 그분 스스로 자부심을 잃지 않는 덕도 있습니다. 그분을 볼 때마다 반갑고 기분이 좋아 가벼운 농담을 건네곤 했습니다.

화장하니까 고우세요. 젊었을 때 무척 인기 많으셨겠습니다.
— 제가 젊을 때 한 미모 했지요.

농담 반 진담 반으로 한마디씩 주고받는 이런 대화가 환자들에게는 힘이 됩니다. 한편으로 저는 환자들에게 가급적 자신의 모습에 당당하라고 당부합니다. 머리가 빠지면 빠지는 대로, 신체적인 손상을 입어 모습이 바뀌면 바뀌는 대로 그 모든 것을 '회복의 과정'으로 받아들이라고 말이지요.

제가 율 브리너보다 더 잘생겼지요?

항암 치료를 받느라 빠져버린 머리를 만지며 저보다 한 술 더 뜨는 환자들도 간혹 있습니다. 맨머리를 만지면서 화통하게 웃을 수 있기까지, 수많은 따가운 시선과 마음의 시련을 극복하고 당당해지기까지 얼마나 힘이 들었겠습니까. 그 사람들이 얼마나 많은 절망의 날들을 이겨내고 지나왔는지, 겪어보지 못한 사람들은 절대 알 수 없습니다.

인간적인 가치를 잃지 않도록

환자들의 외모를 보면 그들의 마음이 어떤지 대충 짐작할 수 있습니다. 자신감을 갖고 있구나, 움츠리고 있구나, 용기를 상실했구나, 당당하게 보이려고 애쓰는구나……. 찡그리고 미운 얼굴보다는 웃는 얼굴, 지저분한 외모보다는 단정한 외모가 인간적인 가치를 잊지 않게 해줍니다.

〈스텔라〉라는 흑백영화를 기억하는 사람이 있는지 모르겠습니다. 여자 주인공 스텔라는 암으로 죽는 순간까지 아름다웠습니다. 남자 주인공은 스텔라를 위해 마지막 순간 흰색 드레스를 입히고, 머리를 빗긴 다음, 작은 꽃 한 송이를 꽂아주지요.

〈행복한 들녘〉, 2021

나 너무 창백하죠?

— 아니, 아름다워!

아주 작은 바람에도 나뭇가지와 나뭇잎은 흔들립니다. 이처럼 눈에 보이지 않는 격려들, 예컨대 "오늘 생기 있어 보여요", "예전처럼 혈색이 돌아오네요", "오늘은 더 멋져 보여요" 등의 말은 암 환자들에게 작은 감동으로 다가갑니다.

보호자는 병실 안에서도 환자를 깔끔하게 단장해주는 게 좋겠습니다. 머리를 자주 감겨주고, 자주 씻겨주고, 화장을 해주고, 가끔 립스틱도 건네길 바랍니다. 그러면 환자들도 나뭇잎처럼 작은 감동에 몸을 떨 것입니다. 용기를 가지고 살아서 은혜에 보답하고자 할 것입니다.

아름다운 여러분, 진심으로 행복하시길 바랍니다. 사랑하고 축복합니다.

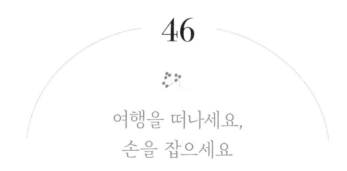

46

여행을 떠나세요,
손을 잡으세요

휴가철이면 산수 좋은 여행지에 가서 행복한 시간을 보내고 싶은 생각이 커집니다. 암 환자들은 가족과 충분한 시간을 함께하지 못한 아쉬움에 여행이 더 간절해질 겁니다. 그렇다면 가족과 함께 여행을 떠나볼까요?

암 환자를 위한 여행 준비

여행이라고 해서 꼭 돈을 많이 들여 먼 곳에 갈 필요는 없습니다. 가까운 교외, 시골, 지방의 산 좋고 물 좋은 곳에 가서 1박 2일, 2박 3일만 지내는 것도 참 좋은 여행입니다. 요즘은 국내 여행지에 편의 시설이 얼마나 잘 갖춰져 있는지 모릅니다. 다만, 보호자는 암 환자의 특수성을 고려해 미리 여행지에 대한 정보를 알아두는 게 좋습니다. 예를 들면 잘 걷지 못하는 환자를 위해 휠체어가 준비돼 있는지, 계단을 대신할 경사로나 엘리베이터가 있는지 등을 미리 조사하세요. 환자가 기다리거나 지치지 않도록 물 흐르듯 여행하는 것이 좋습니다.

'명승지마다 돌아다니며 빠짐없이 인증샷을 찍는 사람은 한국인'이라는 우스갯소리가 있습니다. 외국 사람들은 여행을 가면 리조트나 호텔에서 편히 쉬면서 책을 보는 등 단순하게 여행하는 편입니다. 암 환자의 여행도 이처럼 단순한 여행이 돼야 합니다. 많이 보는 것도 좋지만, 암 환자는 돌아다니는 것이 힘들 수 있습니다. 무리하게 일정을 잡지 말고 암 환자에게 꼭 맞는 여행을 택하길 바랍니다. 여행은 재충전하는 시간이 돼야 합니다. 몸이 더 좋아지면 또 다른 여행지를 갈 수 있습니다. 단번에 다 하려는 욕심을 버리세요. 여러분은 분명 상태가 좋아져서 내년에는 더 멋진 여행을 할 것입니다.

의미 있는 여행 만들기

여행을 떠났다면 더 많은 이야기를 나누고, 듣고, 함께 식사하고, 걷고, 밤하늘을 보고, 풀 냄새를 맡고, 들길을 걷고, 손을 잡으세요. 사진도 많이 찍어서 액자나 앨범을 만들어두면 좋습니다. 나중에 사진을 함께 보면서 암을 꼭 이겨내겠다는 의지를 다지는 계기가 될 수도 있습니다.

가족이 함께 여행하는 것은 추억을 만드는 시간, 힐링하는 시간, 기분 전환의 시간, 회복의 시간, 서운했던 가족 간에 감사와 기쁨을 전하는 시간을 만들기 위함입니다. 평소에 낯간지러워서 하지 못했던 말을 용기 내 해보면 더할 나위 없이 좋을 겁니다. "당신이 옆에 있어서 행복해요.", "그동안 상처를 줘서 미안해요.", "엄마 힘내세요."

그런 의미에서, 여행 가기 전 준비하면 좋을 것이 있습니다. 바로 손 편지입니다. 지금까지 가족에게 받은 것에 감사하고 미안한 마음을 편지에 담고, 가능하다면 노래도 한 곡쯤 준비해보세요. 보호자가 환자를 위해 격려와 응원의 편지를 준비해도 좋습니다. 편지에는 서운한 점이나 아쉬운 점 대신 감사와 사랑을 강조한 미음올 담는 게 훨씬 도움이 됩니다. 여행지에서 즐거운 시간을 보낸 뒤 편지와 노래를 선물한

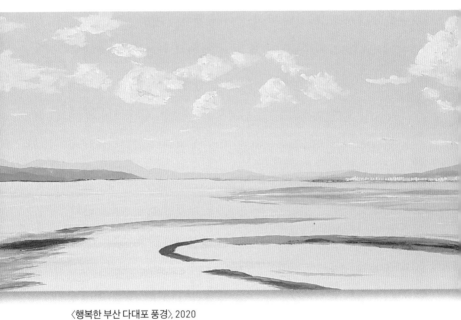

〈행복한 부산 다대포 풍경〉, 2020

다면 가족 사이에 기쁨과 감동이 넘칠 것입니다.

체력이 안 된다면 '간접' 여행을

몸이 불편해서, 항암 치료 중이라서, 방사선 치료 때문에 힘들어서 여행을 떠나지 못하는 환자들도 많이 있습니다. 이럴 때는 무조건 여행을 포기하지 말고, 마음으로라도 여행을 떠나보길 권합니다. 사진이나 여행 서적을 보면서 실제 여행하는 기분을 10~30% 정도는 느낄 수 있습니다. 오히려 더 속속들이 여행하고 탐방하는 간접경험을 할 수도 있습니다. 몸이 좋아졌을 때 가고 싶은 여행지 목록도 만들어보세요. "그렇게 오고 싶었는데, 결국 왔구나" 하는 감격스러운 경험을 하게 될 겁니다.

이 책을 읽는 모두가 꼭 암을 이겨내고 회복해서, 가보고 싶은 모든 여행지를 밟는 감격을 누리길 진심으로 기원합니다! 사랑하고 축복합니다.

47

면역력 걱정 말고,
반려동물을 보듬으세요

집안에 환자가 생기면 보호자는 무엇이든 비우려고 합니다. 특히 면역력이 약한 암 환자에게 자극이 될 만한 것들을 없애곤 합니다. 번거로운 일을 최소화하려다 보니 손때 묻은 물건을 버리기도 하고, 나아가서는 반려동물과 화분을 그대로 둬도 괜찮은지 걱정하기도 합니다.

반려동물이 주는 위안

집에서 한 식구로 살던 반려견이나 반려묘를 다른 곳으로 보낼 이유는 전혀 없습니다. 오히려 일상에서 누리던 행복을 하나씩 빼앗아가면 삶의 질은 갑자기 무너집니다. 개와 고양이에게서 인수공통감염병이 전염되는 경우는 극히 일부입니다. 눈에 보이지 않는 위협 때문에 사랑하는 식구를 내치지 마세요. 일상에서 누리던 행복을 충분히 누릴 때 얻는 유익이, 면역력에 위험이 된다는 이유로 일상의 행복을 희생해서 얻는 것보다 훨씬 클 수 있습니다.

개나 고양이가 주는 위안도 무시할 수 없습니다. 반려동물을 키우던 암 환자에게는 꼬리 치며 반기는 존재, 활기찬 존재, 사랑을 쏟아부을 수 있는 존재가 반드시 필요합니다. 실제 가족 이상의 역할을 해줄 수도 있습니다. 개나 고양이는 사람과 달리 무조건적인 신뢰와 사랑을 줍니다. 아플 때 옆에 와서 따뜻하게 안기는 존재야말로 한없는 위안을 주지요. 생명에 대한 애착과, 생명이 있는 존재와의 교감은 정신적으로 안정감을 주어 환자를 강건하게 만듭니다.

반려동물에 대한 보호자의 걱정

반려동물이 아픈 경우에는 어떻게 해야 할까요? 주인공이 '저 잎새가 떨어지면 나는 죽을 거야'라고 생각한 데서 유래한 '마지막 잎새' 현상을 우려해, 보호자들은 반려동물이 아프면 반려동물을 암 환자와 멀리 떨어뜨려놓기도 합니다. 하지만 그보다는 환자가 마음을 잘 추스릴 수 있게 도와주는 편이 낫습니다. 소중한 존재의 죽음은 환자를 실의에 빠뜨리긴 하겠지만, 죽음을 대하는 가족의 태도에서 환자는 반대로 힘을 얻을 수도 있습니다. '사랑하는 가족이 함께 죽음에 맞서고 있구나' 하고 위안과 동질감을 얻게 됩니다. 반대로, '환자 수발도 힘든데 아픈 개나 고양이까지 키우기에는 힘에 부친다'라며 내칠 경우, 환자는 '나도 힘들면 언젠가 가족에게 내쳐질 수 있겠구나'라는 생각을 품을 수 있습니다.

집은 병원이 아닙니다. 반려동물을 새로 키우는 것은 무리가 있겠지만, 함께하던 반려동물이라면 깨끗이 관리하면서 끝까지 함께 살도록 하세요. 인체는 적당한 도전과 싸움이 함께할 때 좋아집니다. 암 환자라고 해서 무균 상태로 살아갈 수도 없고, 무균 상태가 암 환자에게 좋은 것도 아닙니다. 화분도 동물 못지않게 일거리를 제공하지요. 귀찮아서 싹 치워버리고 싶더라도 환자를 위해 놔두면 좋겠습니다.

일상을 지키는 것만으로 환자는 힘을 얻고 활력을 얻습니다. 변함없이 계속되는 일상이 주는 편안함이 걱정과 근심을 사라지게 합니다. 매일 행복한 일상 속에서 잘 이겨내길 바랍니다. 사랑하고 축복합니다.

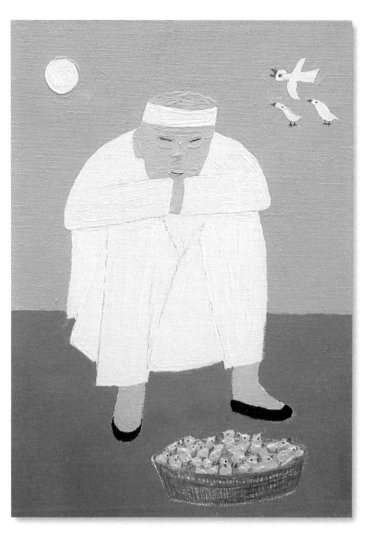

〈병아리 파시는 할아버지〉, 2019

48

환자의 입장에서 생각하고,
말하고, 들으세요

의사로서 환자에게 내뱉는 한마디 한마디가 참으로 조심스럽습니다. 환자에게 어떻게 하면 더 좋은 진료 시간을 내어줄 수 있을까 고민도 많이 합니다. 여기서는 의사의 말이 얼마나 중요한지에 대해 얘기해보려 합니다.

의사의 말 한마디

저는 환자가 진료실 문을 열고 들어오는 순간부터 진료하기 시작합니다. 어디가 아픈지, 어떤 냄새가 나는지, 어떤 옷을 입고 왔는지, 걸음걸이는 어떤지, 일거수일투족이 저의 관찰 대상입니다. 보통은 30분 정도 초진을 하고 나면 환자의 특성이 완전히 파악됩니다. 저는 수천 번 수술을 했지만 같은 위암이라 하더라도 한 번도 같은 경우를 보지 못했습니다. 전 세계 79억 인구가 있다면 암도 79억 가지가 될 수 있습니다. 그만큼 환자마다 필요로 하는 말도 다릅니다.

"선생님, 무엇을 먹어야 할까요?"라는 질문에 "먹고 싶은 것을 입맛 당기는 대로 먹으면 됩니다"라는 답변을 한 의사가 있다고 가정합시다. 환자는 심각하게 물었는데 마음씨 좋은 아저씨처럼 대수롭지 않게 말했다면 평소에 식단을 짜서 깐깐하게 챙겨 먹던 사람에게는 좋은 조언이 될 수 있습니다. 하지만 반대로 질문한 환자가 평소 식습관이 불규칙하고 외식이나 패스트푸드를 즐기던 사람이라면 저렇게 말해선 곤란합니다.

같은 질문에 "규칙적으로 식사하시고, 식단을 짜서 영양소를 골고루 섭취하세요"라고 답했다고 해도 마찬가지입니다. 지나치게 깔끔한 성격에다 규칙적인 생활을 하는 사람에게 규칙적인 식사를 운운하면 이런 환자는 냉장고에 식단을 짜 붙이고 그대로 먹기 위해 노력할 것입니다. 매끼 정해놓은 반찬을 한 가지라도 빠뜨리면 불안해할지도 모릅니다.

환자의 질문에 대답을 하기 전에 질문한 환자의 성격이나

라이프 스타일을 먼저 고려해야 합니다. 그리고 환자가 평소 의사의 말을 어느 정도 신중하게 받아들이는지도 살펴야 합니다. 의사의 말을 잘 듣는 환자일수록 의사의 한마디는 절대적입니다.

환자 맞춤형 조언

환자에 대한 조언은 맞춤형이 아니면 곤란합니다. 조언할 때는 의사의 입장에서 말할 게 아니라, 환자의 입장에서 말해야 합니다. 환자가 어떤 생각을 품고 있는지 알아야 정확한 답을 줄 수 있습니다. 만약 아까의 상황에서 깐깐한 모범생 같은 환자라면 이렇게 말하면 좋을 것입니다. "잘 챙겨 드셔야 합니다. 이왕이면 가공하지 않은 자연식을 드시고, 한 번씩은 먹고 싶은 것을 먹어도 됩니다. 먹기 힘들 땐 죽이라도 먹어야 기운을 차릴 수 있고요."

밥 먹는 걸 싫어하는 환자에게는 잘 먹으라는 잔소리를 해야 합니다. 몸에 좋은 걸 지나치게 밝히는 사람에게는 보조식품에 현혹되지 말고 세 끼 식사부터 잘 챙겨 먹으라고 일러줘야 하고요.

의사는 환자를 어르고 달래고, 더불어 보호자까지 어르고 달래야 하는 사람입니다. 때로는 환자가 보호자에게 못하는 말을, 보호자가 환자에게 못하는 말을 해주는 사람도 의사입니다. 의사는 환자를 위한 맞춤형 조언을 해줘야 합니다. 의사가 환자를 꼼꼼하고 세밀하고 친절하게 격려하고, 환자의 입장에서 설명을 잘해준다면 의사의 말은 분명 "은 쟁반 위 금 사과" 같은 조언이 될 것입니다. 환자를 살게 하는 한마디가 될 수도 있습니다.

환자는 어떻게 해야 할까요? 의사의 진위를 제대로 파악하세요. 환자마다 성격이 다르듯 의사마다 성격이 다르다는 것을 염두에 두어야 합니다. 지나치게 꼼꼼한 의사가 있는가 하면 지나치게 대범한 의사도 있습니다. 의사의 성격을 고려해서 말을 이해해야 올바른 판단을 내릴 수 있습니다. 사랑하고 축복합니다.

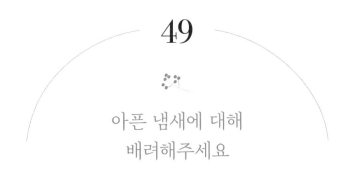

49

아픈 냄새에 대해
배려해주세요

　과일이 썩어가면서 마지막으로 달콤한 향기를 풍기듯, 암에 걸린 환자들에게선 특유의 냄새가 납니다. 묘사하기 어렵지만, 굳이 표현하자면 약간 비릿하면서 퀴퀴한 냄새라고 할 수 있습니다. 이런 냄새가 나는 것은 장기가 암세포에 잠식당해 상하기 때문입니다. 퀴퀴한 냄새는 바로 상처의 냄새인 셈입니다.

냄새가 알려주는 것

　또 다른 이유로, 암 환자의 경우 분비물이 생기는 메커니즘 자체가 다를 수 있습니다. 건강한 사람에게서 나는 분비물의 냄새와는 다른 냄새가 나는 겁니다. 냄새의 원인이야 어찌 되었든 건강할 때의 체취와는 차이가 있습니다.

의사는 환자의 냄새로 병의 심각도를 추정하기도 합니다. 냄새가 심해지면 병도 위중해진 겁니다. 수술을 위해 개복해서 육안으로 확인하기 전에 냄새를 통해 먼저 감을 잡습니다. 병기를 염두에 두고 암의 확장 부위를 보면 병의 심각도를 추정할 수 있는데, 냄새 역시 추정하는 데 한몫합니다. 특별히 냄새가 많이 나는 암도 있습니다. 식도암이나 구강암, 위암은 냄새가 좀 더 심할 수밖에 없습니다.

환자를 살리는 배려의 말 한마디

다행인 건 환자들이 평소에 그 냄새에 민감하지 않다는 사실입니다. 원래 사람의 후각이 그다지 발달하지 않기도 했고, 특히 자신의 냄새는 잘 모르게 마련입니다. 더욱 다행스럽게도 옆에서 간병하는 사람도 환자에게 익숙해져 그 냄새를 잘 느끼지 못합니다.

문제는 인사차 병문안을 왔다가 가는 사람들입니다. "이게 무슨 퀴퀴한 냄새야. 집에서 무슨 이상한 냄새가 나는

데……. 이 냄새를 못 맡는단 말이야?” 이렇게 수선을 떨면 환자는 서운함을 넘어 공포감과 좌절감을 느낍니다. '내 몸이 암으로 썩어가는구나', '내 몸에서 냄새가 날 정도면 이제 죽을 때가 됐나 보다' 하고 생각합니다. 평소에 깔끔하던 사람이라면 좌절감이 더욱 큽니다. 간혹 이러한 신체적 변화에 대한 공포감이나 좌절감 때문에 '조금 더 산들 무슨 의미가 있을까? 더 추해지기 전에 죽자'라는 생각에 빠져 극단적 선택까지 하는 환자도 있습니다.

말 한마디로 환자는 천국과 지옥 사이를 넘나듭니다. 조그만 배려가 환자를 안정시킵니다. “이게 무슨 냄새야?”라며 호들갑스럽게 말하는 사람과 “환기를 시키면 좋겠네”라고 말하는 사람. 이것이 부주의한 사람과 배려 깊은 사람의 차이입니다.

암 환자에게 상처를 주지 않도록

예전에 화제의 드라마였던 〈장밋빛 인생〉에는 명장면이 있습니다. 위암에 걸린 주인공은 역한 냄새가 난다며 잇몸이 상할 정도로 연거푸 양치질을 해댑니다. 이런 행동을 안타깝게 보던 남편은 또다시 양치질을 하기 위해 화장실로 들어가는 아내를 돌려세워 진하게 키스합니다. 그러면서 능청스럽게 덧붙이지요. "냄새는 무슨 냄새. 달콤하기만 한데!" 많은 사람에게 감동을 준 장면이지요.

암 환자의 냄새는 암 환자 스스로 삶과 죽음이라는 경계를 떠올리게 합니다. 뿐만 아니라, 배려할 줄 아는 사람과, 경박하고 가벼운 사람을 가르는 잣대가 되기도 합니다. 무심결에 하는 작은 행동이나 툭 던지는 말이 암 환자에게는 치명적인 상처가 될 수 있다는 사실을 잊지 않아야겠습니다.

암 환자는 자신도 주체할 수 없는 예민함을 간신히 잠재우며 버티고 있을지 모릅니다. 당신의 작은 배려가 환자를 살려냅니다. 환자를 살피고 배려하다 보면 살아있음이 서로에게 감사와 은혜로 다가올 것입니다. 사랑하고 축복합니다.

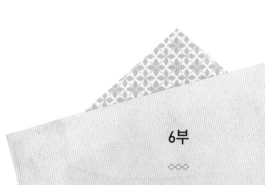

6부

◇◇◇

마지막을
준비하기

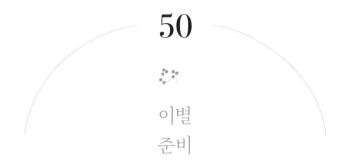

50

이별
준비

환자들이 때가 되어 돌아가실 때의 모습은 각양각색입니다. 가장 축복받은 사람은 지상에서의 마지막을 편안히 보내는 분들입니다. 마지막 순간에 진통제를 쓰지 않아도 고통을 느끼지 않는 분들을 보았습니다. 그런 환자들을 보며 '고통은 결코 인간을 지배하지 못하는구나'라는 믿음을 얻었습니다. 우리 함께 임종의 순간에 대해 얘기해볼까요.

죽기 직전의 평화로운 '스완송'을 아시나요

몇 년 전 난소암으로 난소와 자궁을 적출한 환자가 찾아왔습니다. 수술 후 1년 즈음 지났을 때 암이 재발한 상태였습니다. 난소 주위는 물론, 골반뼈와 간과 폐에도 암세포가 전이돼 있었습니다. 암센터에서 더 이상 해줄 것이 없다는 통보를 받고 보호자와 함께 대전에 있는 호스피스 병동으로 환자를 옮겼습니다. 온몸이 퉁퉁 부은 데다가 배에는 복수가 차서 배가 만삭 때보다 더 불러 있었습니다. 그런데 호스피스 병동에 간 지 3일 만에 복수가 다 빠지고 진통제를 맞지 않아도 될 정도로 고통이 사그라들었습니다. 제가 그 환자에게 문병 갔을 때, 보호자는 기적이 일어났다며 기뻐했습니다. 그를 보며 저는 보호자에게 "이번 주와 다음 주를 잘 지켜보세요"라고 당부했습니다.

스완송swan song. '백조의 노래'라는 말이 있습니다. 백조가 죽기 직전 부르는 가장 아름다운 노래를 일컫는 말로, 예술인들이 마지막으로 기량을 발휘하는 것을 의미합니다. 암 환자의 경우에는, 임종 직전 완쾌가 돼가는 듯한 모습을 보이는 걸 말하지요. 환자의 상태가 좋아진 게 백조의 노래인지, 진짜로 기적이 일어난 일인지는 1~2주 안에 판명이 납니다.

마지막 순간에 이르러 모든 것을 비우고 겸허하게 죽음을 기다리는 환자들이 있습니다. 이런 환자들은 놀랄 만큼 평온하고 의식도 또렷합니다. 남아있는 자식 걱정, 살고자 하는 미련까지도 모두 잊어버리면 평화가 찾아오는 모양입니다. 이런 '놓아버림' 때문에 좋아지는 경우를 종종 보았습니다. 이런 일들은 육체를 넘어 영적인 세계라는 게 분명 존재한다는 걸 증명하는 것 같습니다.

제가 다시 서울로 돌아온 뒤에도 그 환자는 여전히 상태가 좋았습니다. 백조의 노래라는 판단이 섰지만, 어쨌거나 고통 없이 평화롭게 지낼 수 있는 것 역시 크나큰 축복이라 생각하며 기도했습니다. 그리고 결국 그다음 주, 환자는 지상에서의 마지막 시간을 눈부시게 보내고 하늘나라로 갔습니다. 보호자는 제게 전화를 걸어 작별 인사를 전해주었습니다.

잠을 자다가 편히 갔습니다.

남겨질 이들에게 축복의 말을

환자가 고통 없이 편히 가는 것만큼 남아있는 가족에게 큰 축복은 없습니다. 환자가 살아있는 사람들을 축복하고 가기 위해서는 스스로 임종을 준비하는 게 좋습니다. 환자들 대부분은 자신의 마지막을 예감합니다. 그러면 여러 가지 준비를 시작하지요. 목욕을 시켜달라고 하거나, 이런저런 축복과 감사의 말을 남기기도 합니다. 보고 싶은 사람을 얘기하기도 하고요. 가능하다면 정신이 맑고 의식이 있을 때 모든 준비를 끝내는 게 좋습니다. 가족에게 남기고 싶은 말이나 친구에게 남기고 싶은 말을 편지로 써놓는 방법도 좋지요. 남겨질 가족들에게 사랑을 남기고 가면, 가족들은 그 사랑을 영원히 기억할 겁니다. "제가 먼저 가있을게요. 나중에 꼭 다시 만나요. 그동안 도와줘서 더 오래 살았습니다. 당신과 함께해서 고마워요. 행복했습니다." 남겨질 이들에게 축복이 넘치는 말들을 해주세요. 그러면 그들은 빈자리를 슬퍼하기보다 남기고 간 사랑을 기억하고, 앞으로 다시 만날 날을 기약할 겁니다.

그러나 가끔은 불행하게도 인격적인 죽음을 맞지 못하는 환자도 있습니다. "너 때문에 내가 죽는다"라고 저주나 비난을 하면서 죽어갑니다. 남겨진 가족들도 고통이고, 떠나는 본인도 고통 속에서 삶을 마감하는 겁니다. 화해할 일이 있으면 얼른 하세요. 싸운 사람, 원한 맺힌 사람이 있으면 빨리 마음을 풀어놓으세요.

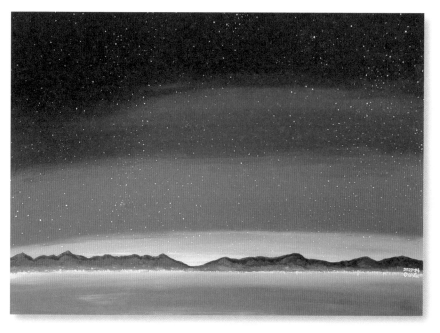

〈밤하늘 꿈은 별이 되어〉, 2023

환자를 위한 임종 준비

의사들은 자신의 환자에게 임종의 시간이 다가오고 있다는 것을 짐작합니다. 보호자들은 임종 준비를 할 수 있도록 충분한 시간을 달라고 의사에게 미리 부탁을 해놓으세요. 환자를 준비 없이 황망하게 보내는 일을 막을 수 있습니다. 보호자들은 최선을 다해 환자를 위로하고 투병을 격려해야 하지만, 어느 순간이 지나면 마음으로 서서히 보낼 준비를 해야 합니다. 통곡하거나 까무러치는 행동은 환자에게 도움이 되지 않습니다. 삶에는 인간이 어쩔 수 없는 부분이 있게 마련입니다. 인간이 취할 수 있는 최선의 태도는 운명을 담담하면서도 평온하게 받아들이고, 천국에서 다시 만날 것을 기약하는 일일지도 모릅니다. 죽음은 결코 끝이 아닙니다. 마지막 남은 시간 동안에는 서로를 축복하면서 지상의 마지막 햇살에 함께 감사하고 사랑을 나누어야 합니다.

비구름 사이 희미하게 보이는 햇살에 감사한 마음을 가집니다. 사랑하고 축복합니다.

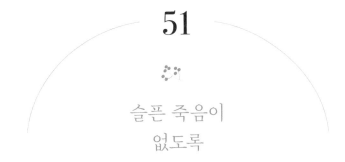

51

슬픈 죽음이 없도록

저는 어린 나이에 존경하던 삼촌의 죽음을 목도했습니다. 임종 순간을 직접 본 건 아니지만, 삼촌이 암에 걸린 이후의 삶은 그 자체가 바로 죽음과 같았습니다. 어쩌면 제가 의사가 된 건 삼촌 때문인지도 모릅니다.

환자를 위한 것일까, 보호자를 위한 것일까

원래 삼촌은 의대를 가고 싶어했습니다. 하지만 집안 사정상 유기화학을 전공하고 부산대학교 박사 1호로 프랑스로 유학을 떠났지요. 그러던 중 암에 걸렸습니다. 고된 유학 생활이 암을 부른 건지도 모르겠습니다. 삼촌이 고향으로 돌아왔을 때는 이미 손을 쓸 수 없는 지경이었지만, 집안 어른들의 강요로 수술을 받을 수밖에 없었습니다. 당시 어른들은 수술을 사람 살리는 마술 정도로 생각한 것 같습니다. 그러나 많은 사람의 바람과 달리, 삼촌의 병은 두 달 만에 다시 재발하고 말았습니다.

이번에도 어른들의 의견은 분분했습니다. 이미 늦었으니 더는 고통을 주지 말자는 쪽과 잃을 게 없으니 끝까지 해보자는 쪽으로 나뉘어, 수술 여부를 두고 팽팽히 대립했습니다. 하지만 두 번째에도 역시 수술을 하자는 쪽이 우세했지요. 삼촌은 우리 집안의 기둥이므로 1%의 희망이라도 있다면 무엇이든 해야 하고 이대로 주저앉을 수는 없다는 의견이 큰 설득력을 얻었습니다. 수술도 못하고 죽으면 후회가 남는다는 겁니다.

수술을 받기로 결정한 뒤, 가족들은 부랴부랴 서울대학교병원으로 향했습니다. 그러나 결과는 바람과 달랐습니다. 삼촌의 수술을 집도한 의사가 손 한번 써보지 못하고 도로 봉합해버리는 지경에 이르렀던 겁니다. 당시 삼촌은 테이블 데스(수술 중 사망하는 것)만 면했지, 거의 죽은 목숨이나 다름없었습니다.

수술하러 서울에 갔던 삼촌이 집으로 돌아온다는 소식에, 저는 부산역으로 마중을 나갔습니다. 플랫폼에 내린 삼촌은 택시 타는 역 광장까지 걸어 나올 기력조차 없었습니다. 수술 직후라 배의 상처 때문에 업을 수도 없었고, 그렇다고 구급차를 부를 수도 없었지요. 그래서 선택한 것이 짐을 나르는 리어카를 이용하는 방법이었습니다. 거적이 깔린 리어카에 허리를 뒤로 한껏 젖힌 채 힘없이 실려 나오는 삼촌을 보며 얼마나 울었는지 모릅니다. 어린 마음에도 죽음이 억울하고 슬프게만 느껴졌습니다.

환자의 마지막을 위해 할 수 있는 최선

삼촌은 살아있었다면 먼 훗날 대학 총장이 됐을지도 모를 만큼 훌륭한 분이었습니다. 어쩌면 그보다 더 큰일을 했을지도 모르지요. 그러나 리어카에 앉은 삼촌은 아무것도 할 수 없었습니다. '다음에 의사가 되면 암으로 고통받으며 죽는 사람이 없게 할 거야.' 눈물을 삼키며 그렇게 다짐했습니다.

저는 의사가 되었지만, 암으로 죽는 사람이 없도록 하지는 못하고 있습니다. 대신 목표가 하나 있다면, 최소한 슬픈 죽음은 없게 하겠다는 것입니다. 만약 죽음의 문턱을 밟은 상

〈작은 등대 되어〉, 2023

황이라면 제가 할 수 있는 한 인간답고 편안한, 후회가 거의 남지 않는 마지막을 만들어드리려고 합니다.

지금 생각해보건대, 두 번째 수술을 하지 않았다면 삼촌은 좀 더 오래 살 수 있었을지도 모릅니다. 쇠약한 몸에 다시금 차가운 메스를 대는 건 죽음을 재촉하는 짓이었습니다. 삼촌은 그때 마흔을 갓 넘긴 나이였기 때문에 관리만 잘했다면 충분히 좀 더 오래 살 수 있었을 겁니다. 그래서인지 젊은 말기 암 환자를 볼 때마다 삼촌의 얼굴이 떠오르곤 합니다.

인격적인 죽음을 위하여

암을 치료하다 보면 그저 죽음을 기다려야 하는 상황이 분명 옵니다. 운명은 인간의 손길로 바꿀 수 없지만, 인간은 마지막 치료를 어떻게 할 것인가를 고민할 수 있습니다. 마지막까지 치유의 손길을 놓지 않아야 합니다. 하지만 사회는 아직도 말기 암 환자의 관리에 대한 언급을 피하고 싶어하는 분위기입니다. 그러다 보니 우리나라는 호스피스 병원도 많지 않고, 일반 병원에서 호스피스 교육을 진행한다고 해도 이상적인 상황은 아닌 깃 같습니다.

환자나 가족 모두 준비 없는 임종을 맞는 건 곤란합니다.

임종을 잘 맞이할 준비를 해두어야 인격적인 죽음으로 마무리할 수 있습니다. 임종이란 죽음이 오기를 막연히 기다리는 시간이 아닙니다. 할 수만 있다면 품위 있고 아름답게 생을 마감할 준비를 하는 시간입니다. 누구나 생의 마지막을 준비할 수 있어야 하고, 특히 병으로 생을 마감할 때는 인격이 손상되지 않고 인간답게 죽는 법에 대해 알아둘 필요가 있습니다. 슬픈 죽음을 맞이하지 않기 위해서 말이지요. 사랑하고 축복합니다.

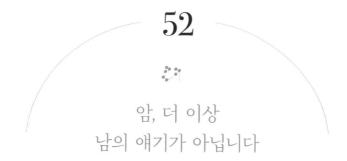

52

암, 더 이상
남의 애기가 아닙니다

외래에서 암 환자들을 치료하다 보면, 과거에 비해 암의 발생 빈도가 높다는 것을 피부로 분명히 느낄 수 있습니다. 왜 갈수록 암이 많이 발생하는 걸까요? 곰곰이 생각해보지 않을 수 없습니다. 그동안 제가 진료하고 치료한 환자들과 한국인들의 전반적인 성향을 바탕으로 꼽아본 원인으로는 다음의 일곱 가지가 있습니다.

첫째, 거친 식사 습관 때문입니다. 한국인은 아침을 먹지 않는 사람들이 많습니다. 또한 조미료와 자극적인 맛으로 범벅된 음식을 사 먹는 경우도 많아졌지요. 불규칙한 식사 습관, 자극적인 식사, 편식과 과식은 절대 암과 무관하지 않습니다. 주어진 음식에 감사할 겨를도 없이 빠르게 식사해버리고, 가족과 대화하면서 식사 시간을 즐기기도 어렵습니다. 한 번씩 회식이다 뭐다 해서 밤늦게까지 폭식이나 폭음하는 문화도 암 발생을 조장합니다.

둘째, 먹을거리의 오염도 간과할 수 없습니다. 농약 범벅인 중국산 재료로 만든 음식이 요즘 우리 식탁의 50% 이상을 차지합니다. 많은 직장인이 이런 음식을 밖에서 사 먹으니 암이 생기지 않을 수가 없겠지요. 간편하다는 이유로 먹는 패스트푸드나, 기술의 발달로 인한 배달 음식 소비의 증가도 암을 키우는 데 일조합니다. 바뀐 식습관으로 인해 육류 섭취는 늘어나고 상대적으로 과일과 채소의 섭취가 줄어든 것도 문제입니다.

셋째, 한국 사람들의 '빨리빨리' 기질 때문입니다. 매사에 경쟁하며 조급한 마음으로 일하고 늘 시간에 쫓기는 생활 습관은 스트레스를 유발합니다. 참고 인내하고 기다리는 여유가 없는 마음이 암을 일으킵니다.

넷째, 서로 칭찬하는 분위기를 만들지 못합니다. 과도한 경쟁 사회에서 내가 살기 위해 남을 밟고 올라서야 한다는 전투적인 마음이 암을 불러들입니다. 좀 덜 먹고, 덜 입고, 덜 갖고, 덜 쓰고, 덜 올라가면 되는데 말이죠. 너무 욕심내거나 목표 지향적인 삶을 살다 보니 대인 관계나 사회생활에서 오는 스트레스를 해소할 길이 없어졌습니다. 자연히 기쁨과 감사와 웃음은 사라지고, 대신 그 자리에 부정적인 마음이 맺혀 암을 키우게 됩니다.

다섯째, 휴식도 운동도 없이 과로하는 사회 때문입니다. 많은 직장인이 잠도 제대로 자지 않고 일을 하거나, 피로를 풀겨를도 없이 일터로 내몰리고 있습니다. 피로를 풀고, 운동하고, 느긋하게 목욕도 하는 여유로운 삶은 꿈이 되어버렸지요. 게다가 차를 타고 다니다 보니 운동도 거의 하지 않는데 걷지도 않는 일상이 됐습니다. 미디어의 발달로 인해 휴대전화 등으로 영상을 시청하는 시간이 길어진 것도 문제입니다. 똑같은 자세로 화면을 오래 들여다보는 데다가 가족이나 주변 인들과 대화다운 대화를 나누지도 못하게 돼버렸습니다.

여섯째, 대기 오염으로 인해 발암 물질에 항상 노출된다는 점입니다. 자동차, 공장의 매연, 도심의 오염된 공기, 최근 심각한 문제로 떠오른 미세먼지 등에는 무수히 많은 발암 물질이 들어 있습니다. 그렇기 때문에, 되도록 깨끗한 공기를 마시기 위해 노력해야 합니다. 가정에서 공기청정기를 사용하는 것도 좋지만, 가능하다면 실내에서 쉽게 키울 수 있는 나무나 화초를 잘 가꾸는 것이 좋습니다.

일곱째, 술과 담배입니다. 우리나라의 술과 담배 소비량은 전 세계에서도 손꼽힙니다. 술과 함께 폭식, 거기에 흡연까지 하면 몸이 힘들어지는 건 당연한 일입니다. 술과 담배는 모든 암에 70~80% 연관이 있는 것으로 보고됩니다.

암을 예방하고, 암에 걸리더라도 암을 이겨내기 위해서는 앞에서 얘기한 생활들을 반드시 피하거나 최소화해야 합니다. 암은 느닷없이 찾아오는 불청객이었으나, 어느새 감기처럼 흔한 병이 돼버렸습니다. 암뿐 아니라 현대의 기저 질환들은 모두 비슷하게 나쁜 환경에서 발생합니다.

평균 수명은 최근 20년간 약 15년이 늘었지만, 아이러니하게도 인간의 생존은 점점 더 위태로워지고 있습니다. 나쁜 환경과 멀어지세요. 앞에서 언급한 암을 늘린 요인들 중 스스로 바꿀 수 있는 환경은 적극적으로 개선하길 바랍니다. 오늘도 바쁘게 살아가시는 여러분을 위해 기도합니다. 사랑하고 축복합니다.